Angelika Gräfin Wolffskeel
von Reichenberg

Die 12 Salze
des Lebens

Mit Schüßler-Salzen
gesund durch den Alltag

Haben Sie Fragen an den Verlag?
Anregungen zum Buch?
Erfahrungen, die Sie mit anderen teilen möchten?

Besuchen Sie unsere sozialen Netzwerke:
www.mankau-verlag.de/forum

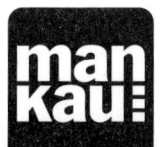

Bibliografische Information der Deutschen Nationalbibliothek
Die Deutsche Nationalbibliothek verzeichnet diese Publikation in der
Deutschen Nationalbibliografie; detaillierte bibliografische Daten sind im
Internet über http://dnb.d-nb.de abrufbar.

Angelika Gräfin Wolffskeel von Reichenberg
Die 12 Salze des Lebens
Mit Schüßler-Salzen gesund durch den Alltag
4. bearb. u. aktual. Auflage 2025 (1 2 3 · 2014 2016 2021)
ISBN 978-3-86374-157-0

Mankau Verlag GmbH
Pfarrgasse 1, D-82497 Unterammergau
kontakt@mankau-verlag.de
Im Netz: www.mankau-verlag.de
Soziale Netzwerke: www.mankau-verlag.de/forum

Lektorat: Julia Feldbaum, Augsburg
Endkorrektorat: Susanne Langer-Joffroy M. A., Germering
Umschlag: Andrea Barth, Guter Punkt GmbH & Co. KG, München
Layout Innenteil: Mankau Verlag GmbH

Bildnachweis: © Grafikstudio Heike Brückner, Regensburg: 125;
© stock.adobe.com hjschneider: 9; skif: 85; Markus Bormann: 99;
Natalya: 107; YK: 121; Lumixera: 143; Lara Nachtigall: 161

Druck: Druckerei C. H. Beck, Nördlingen
Energ. Beratung: Gerhard Albustin, Raum & Form, Winhöring

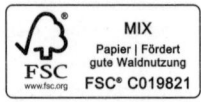

Wichtiger Hinweis des Verlags:
Die Informationen und Ratschläge in diesem Buch sind sorgfältig recher-
chiert und geprüft worden. Dennoch erfolgen alle Angaben ohne Gewähr.
Weder Autorin noch Verlag können für eventuelle Nachteile oder Schäden,
die aus den hier erteilten praktischen Hinweisen resultieren, eine Haftung
übernehmen. Die vorgestellten Hilfestellungen und Therapievorschläge
sollen den Besuch beim entsprechenden Facharzt, Psychologen oder
Heilpraktiker nicht ersetzen, sondern ergänzen.

Inhalt

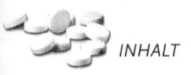
DIE EXTRA-SEITEN IM ÜBERBLICK

Auf übersichtlichen Doppelseiten finden Sie Empfehlungen zur Anwendung der Schüßler-Salze und -Salben und darüber hinausgehende wertvolle Tipps aus dem reichen Erfahrungsschatz von Gräfin Wolffskeel zu folgenden Themen:

Vorwort

Schüßler-Salze sind aktueller denn je, bieten sie doch einen einfachen und wirksamen Weg, für sich selbst und seine Gesundheit zu sorgen. Eigenverantwortlichkeit ist heute mehr denn je gefragt. Die Biochemie nach Dr. Schüßler basiert auf den naturwissenschaftlich-rationalen Erkenntnissen über die Physiologie unseres Stoffwechsels, der ohne die essenziellen Mineralien, die Schüßler zu Recht als Funktionsmittel bezeichnete, eben nicht funktionieren kann.

Schüßler-Salze sind keine Substitutionsmittel, sondern Funktionsmittel, die die Funktionen der Zellen in Gang setzen, die mineralstoffabhängig sind. Schüßler-Salze erhöhen die Bioverfügbarkeit für das, was Sie mit der Nahrung aufnehmen. Damit befüllen Sie sozusagen die Zellen und den Körper wieder. Sie halten hier etwas ganz Wunderbares in Ihren Händen.

Bereits seit 1873 stehen die Schüßler-Salze den Menschen zur Seite. Schüßler war ein begnadeter Beobachter, keine seiner Empfehlungen muss gestrichen werden. Mehr noch, durch moderne Forschungsergebnisse sind sie nachvollziehbar geworden. Mit den Schüßler-Salzen haben Sie eine nebenwirkungsfreie und hochwirksame Möglichkeit, um sich bei unendlich vielen Befindlichkeitsstörungen im Alltag selbst zu helfen. Mein Buch möge Ihnen dabei ein wertvoller Begleiter sein. Lassen Sie sich auf den biochemischen Weg ein und damit auf Ihre ganz eigene individuelle Reise, die Ihre ganze Person, Seele, Ihren Geist und Körper mit einbezieht!

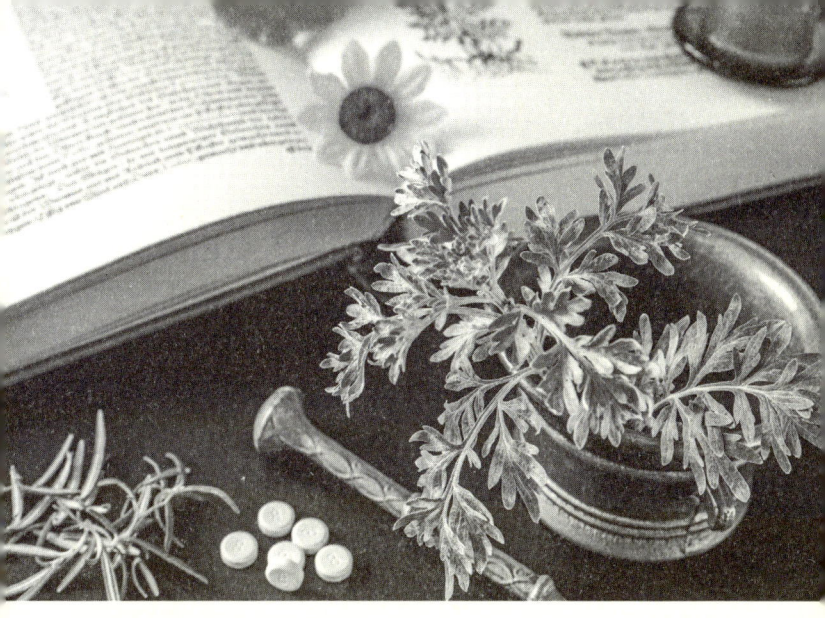

Grundlagen

Im 18. und 19. Jahrhundert führten grundlegende Erkenntnisse in den Naturwissenschaften zu einem neuen Denken und damit zu veränderten, neuen Konzeptionen in der Medizin. Diese haben bis heute nichts an Bedeutung verloren.

Die Zeit war geprägt von einer Abkehr der bis dahin herrschenden naturphilosophischen Betrachtungsweise des Menschen und der Krankheiten – hin zu einer naturwissenschaftlich begründeten Medizin.

Demnach sind Veränderungen, die das innere Milieu eines Organismus – also die biochemischen Abläufe in den Zellen – stören, maßgeblich an der Entstehung von Befindlichkeitsstörungen bzw. Krankheiten beteiligt.

In dieser Zeit lebte auch der Arzt Dr. Wilhelm Heinrich Schüßler, Begründer der Biochemie. Zeitgenossen waren unter anderem der Chemiker und Mikrobiologe Louis Pasteur, der

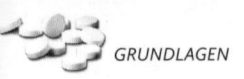

Bakteriologe Robert Koch, der Pathologe Rudolf Virchow sowie der Arzt Samuel Hahnemann, Begründer der Homöopathie.

Dr. Schüßler und seine Zeit

Wilhelm Schüßler wurde am 21. August 1821 in Bad Zwischenahn im Großherzogtum Oldenburg geboren. Weil seinen Eltern die Mittel fehlten, war ihm zunächst der Zugang zur Universität verwehrt. Er lernte deshalb im Eigenstudium Sprachen und verdiente sich damit als Hauslehrer seinen Lebensunterhalt. Im Alter von 30 Jahren konnte er mit dem Medizinstudium beginnen. Er studierte zunächst ein Jahr in Paris. Die dortige Universität hatte zu dieser Zeit einen besonders guten Ruf. Weitere Studienjahre folgten in Berlin, Gießen und Prag. Hier widmete er sich schon intensiv der Homöopathie. Samuel Hahnemann lebte zu dieser Zeit noch. Hahnemann war mit seiner Heilweise sehr umstritten. Obwohl die damalige Schulmedizin die Homöopathie stark bekämpfte, erfuhr sie in der Bevölkerung wegen ihrer Heilerfolge großen Zuspruch.

Als homöopathisch arbeitender Arzt eröffnete Schüßler 1858 in Oldenburg seine eigene Praxis. Damals waren etwa 700 verschiedene homöopathische Arzneien bekannt. Durch die beginnende naturwissenschaftliche Erkenntnis, dass Mineralstoffe für den Zellstoffwechsel und die Krankheitsentstehung eine sehr große Bedeutung besitzen, begann Schüßler, sich mit den in der Homöopathie gebräuchlichen Mineralstoffen vermehrt auseinanderzusetzen.

Er untersuchte die Asche Verstorbener und erkannte dadurch Zusammenhänge zwischen der jeweiligen Todesursa-

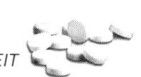

che und dem Mangel an bestimmten lebensnotwendigen anorganischen Salzen (Mineralien). Seine Forschungen führten ihn zu der Erkenntnis, dass zwölf Mineralstoffe besonders wesentliche Funktionen ausüben. Diese setzte er dann in homöopathisch potenzierter Form erfolgreich bei seinen Patienten und deren Behandlung ein. Nicht selten wurde Schüßler nachts von Patienten aufgesucht, die sich möglichst unerkannt einem „anders" arbeitenden Arzt anvertrauen wollten.

In Oldenburg behandelte er in den nächsten Jahren allein 1000 diphtheriekranke Kinder, von denen viele von Schüßlers Kollegen schon aufgegeben worden waren. Sein Wartezimmer war von frühmorgens bis spät in die Nacht mit Patienten gefüllt. Er hatte ca. 11 000 bis 12 000 Patienten pro Jahr. Die vielen Heilerfolge mit zwölf Mineralsalzen ermutigten ihn, im Jahre 1874 seine erste kleine Broschüre mit dem Titel „Eine Abgekürzte Therapie" zu veröffentlichen. Hierin drückte er seine feste Überzeugung aus, dass durch diese zwölf Mineralsalze *„alle Krankheiten, welche überhaupt heilbar sind, geheilt werden können".* Trotz vieler Skepsis seitens der Kollegen, auch der homöopathisch tätigen, verbreitete sich die Behandlung mit den „biochemischen Funktionsmitteln" rasend schnell. Das führte dazu, dass diese Veröffentlichung bald in alle bedeutenden Sprachen übersetzt wurde. Es folgten weitere Veröffentlichungen bis zu seinem Tod am 30. März 1898.

Sein Vermächtnis an die Nachwelt besteht vor allen Dingen in der von ihm vertretenen ganzheitlichen Heilweise, die auf die Funktionen und Lebensvorgänge des menschlichen Organismus wirkt. Damit hilft er den Menschen bis heute, sich gesund zu halten, und gibt wertvolle Ratschläge bei der Behandlung von Befindlichkeitsstörungen bzw. Krankheiten.

WISSENSWERTES RUND UM ESSEN UND TRINKEN

Essen Sie bevorzugt Lebensmittel aus kontrolliert biologischem Anbau. Bereiten Sie Ihre Mahlzeiten immer möglichst frisch und schonend zu, um die wertvollen Nährstoffe möglichst zu erhalten. Vermeiden Sie lange Warmhaltezeiten. Essen Sie besser nur dreimal am Tag, der Magen sollte immer mal wieder leer sein. Halten wir uns daran: frühstücken wie ein Kaiser, mittagessen wie ein König und abendessen wie ein Bettelmann.

Lassen Sie, auch wenn Sie abnehmen wollen, keine Mahlzeit ausfallen, denn Sie brauchen die Nährstoffe. Essen Sie nicht über Ihr Hungergefühl hinaus. Gönnen Sie sich Ihr Essen in Ruhe und ohne Hektik. Auch die Augen essen mit. Decken Sie sich den Tisch für sich selbst ebenso schön, wie Sie dies tun, wenn Sie Freunde bewirten. Genießen Sie Ihr Essen!

Getränke

Trinken Sie täglich etwa 2–3 Liter, möglichst abgekochtes, warmes Wasser bzw. dünne Kräutertees. Früchtetee ist wegen des Gehaltes an Säure weniger gut geeignet. Meiden Sie Kaffee, schwarzen Tee und Alkohol – diese Getränke entziehen dem Körper Wasser und verhindern dadurch viele Resorptionsvorgänge im Körper. Außerdem beeinträchtigen sie den Knochenstoffwechsel. Dies gilt auch bei einer übermäßigen Zufuhr phosphathaltiger Getränke.

Salz

Meiden Sie Salz und Lebensmittel mit hohem Salzgehalt. Salz bindet Wasser im Körper, was zu Bluthochdruck und Ödemen

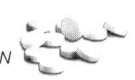
führen kann. Das bedeutet nicht, dass Sie kein Salz verwenden dürfen, sondern eher mäßig und immer naturbelassenes Salz, ansonsten ersetzen Sie es durch frische Kräuter und andere Gewürze.

Tierisches Eiweiß, Fisch

Tierisches Eiweiß gehört nur selten auf den Tisch. Vermeiden Sie tierisches Eiweiß nach 15 Uhr, um den Stoffwechsel zu entlasten. Fisch ist zwar empfehlenswert, jedoch nur als Frischfisch. Bitte bedenken Sie, dass Fisch oft durch die Gewässer belastet ist.

Obst, Rohkost, Gemüse, Getreide

Essen Sie Obst aus der heimischen Region, jedoch nicht nach 14 Uhr, denn rohes Obst gärt und säuert sehr oft im Verdauungstrakt. Gleiches gilt auch für Rohkost und frische Salate. Meiden Sie Orangen, Mandarinen, Clementinen, Grapefruit, denn diese säuern stark und kühlen außerdem die Leber aus.

Essen Sie viel frisches Gemüse in gedünsteter Form, Kartoffeln und vollwertiges, geschrotetes Getreide in warmer Zubereitung. Eine Abwechslung bieten gekeimte Hülsenfrüchte, über die Sie viel pflanzliches Eiweiß bekommen. Sojaprodukte – nicht genmanipuliert – sind ebenfalls ein guter Eiweißlieferant.

Basische Lebensmittel sind wichtig für Knochen und das Herz-Kreislauf-System. Nüsse sollten wegen des hohen Fettgehaltes und der Kalorien nur in geringen Mengen eingenommen werden.

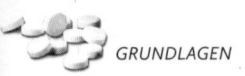

Der erste biochemische Verein entsteht

Schüßlers Freund August Meyer, Rechnungsrat bei der Eisenbahn, betrachtete mit großem Missfallen das Desinteresse der ärztlichen Kollegen von Dr. Schüßler an der Biochemie. Nach langen endlosen Verhandlungen gelang es ihm, Dr. Schüßler zu überreden, die biochemische Heilweise in Laienkreisen bekannt zu machen. Daraufhin wurden in ganz Deutschland Vereine gegründet. Diese hatten insgesamt mehrere Zehntausend Mitglieder.

Das neue und wichtige Verbreitungsmedium der damaligen Zeit war die Eisenbahn, sodass nicht zuletzt über deren Bedienstete die neuen Ideen an die Menschen in ganz Deutschland herangebracht werden konnten. So entstand 1885 der erste Biochemische Verein in Oldenburg, der heute noch existiert.

Nach dem Zweiten Weltkrieg erfuhr das biochemische Vereinswesen einen dramatischen Niedergang. Heute finden jedoch wieder vermehrt Menschen den Weg in die biochemischen Vereine, weil sich ihr Bewusstsein nach einer sanften und naturgemäßen Medizin sehnt.

Wichtige Informationen erhalten Sie auch hier:

Biochemischer Bund Deutschlands (BBD) e.V.
Moorbeker Str. 35
26197 Großenkneten
Tel: 0 44 35/92 40 74
Fax: 0 44 35/4 06 00 59
bbd@bbd-ev.net
www.biochemie-online.org

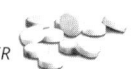

Einführung in die Biochemie nach Schüßler

Das Lehrgebäude Dr. Schüßlers baut zunächst auf drei bereits damals bekannten Grundsätzen auf:

1. *Die kleinste Lebenseinheit ist die Zelle.*
2. *Das Wesen der Krankheit ist die pathogen (krankhaft) veränderte Zelle (Virchow).*
3. *Gesund bleiben kann der Mensch nur, wenn er die nötigen Mineralstoffe in der erforderlichen Menge und im richtigen Verhältnis besitzt (Moleschott).*

Aus diesem Wissen heraus entwickelte Schüßler dann seine eigenen Lehrsätze:

1. *Lehrsatz: „Alle Krankheiten entstehen durch einen Mangel an bestimmten lebensnotwendigen Mineralstoffen in der Zelle."*
2. *Lehrsatz: „Durch Zuführung der fehlenden Mineralsalze tritt die Heilung ein"* (durch Moleschott angedeutet).
3. *Lehrsatz: „Die Zuführung der Mineralstoffe darf nur in allergeringsten Mengen erfolgen."*
4. *Lehrsatz: „Die Zuführung der fehlenden Stoffe muss in solch einer Verdünnung erfolgen, dass der Übertritt des funktionssteigernden Salzes unmittelbar durch die Schleimhäute in Mundhöhle, Schlund und Speiseröhre direkt ins Blut erfolgen kann."*

Bedeutung von Mineralstoffen im Stoffwechsel

Für jeglichen Stoffwechsel lebender Wesen sind Mineralstoffe ein lebensnotwendiger Bestandteil. Mineralstoffe nach Schüßler sind keine Mineralien im üblichen Sinne, wie wir sie

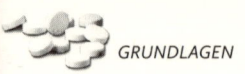

in Lebensmitteln (z. B. Mineralwasser) finden. Im menschlichen Körper treten Mineralien zum einen als Feststoffe auf (z. B. Calcium als Kalk in den Knochen), zum anderen in den Körperflüssigkeiten in Form von Ionen. Diese werden für viele Vorgänge im Körper benötigt.

Da die Mineralstoffe im Organismus für lebenswichtige Funktionen notwendig sind und durch ihre spezifische Gabe gestörte Funktionen wieder in Gang bringen, spricht man bei diesen Arzneien in potenzierter Form auch von biochemischen „Funktionsmitteln" oder von den „Salzen des Lebens" (bios = Leben). Diese Mineralsalze können, da sie „anorganisch" sind, nicht vom Körper hergestellt werden. Der Organismus ist unbedingt auf ihre Zufuhr von außen angewiesen.

Aufgrund der Erkenntnisse seines Lehrgebäudes und seiner Lehrsätze wurde Schüßler klar, dass die normale Tätigkeit der Zelle von einem normalen Gehalt an anorganischen Salzen abhängt. Er übertrug diese Erkenntnisse auf die Medizin und schloss daraus, dass die Ursache von Krankheiten in einem abweichenden Mineralgehalt, insbesondere einem Mineralstoffmanko läge. Im Krankheitsfall müssen dementsprechende Mineralsalze zugeführt werden.

Von anderen Therapien mit Mineralstoffen unterscheidet sich die Schüßlersche Therapie jedoch in einem ganz wesentlichen Punkt: der Dosierung. Während man üblicherweise einen Mineralstoffmangel durch hohe Dosen auszugleichen versucht (Substitution), wählte Schüßler einen anderen Weg: Durch Gabe der Mineralsalze in potenzierter Form wird ein sanfter Reiz ausgeübt, der die Zellen dazu anregt, die lebensnotwendigen Mineralsalze vermehrt aus der Nahrung aufzunehmen und diese richtig zu verteilen. Dies ist notwendig, da auch bei ausreichender Mineralstoffzufuhr von außen lokale Defizite auftreten können.

Wenn z. B. Transportvorgänge an der Zellmembran (Zellhülle) gestört sind, ist trotz Überfluss im Blut ein Mineralstoffmanko in der Zelle möglich. Hier können die biochemischen Mineralsalze Abhilfe schaffen, indem sie eine Signalfunktion an der Zellmembran ausüben. Die biochemischen Funktionsmittel wirken also nicht durch ihre Masse (Quantität), sondern durch ihre Qualität. Schüßler spricht hier auch davon, dass durch die Gabe der biochemischen Mineralsalze gestörte Molekularbewegungen geregelt werden. So kann eine gestörte Verteilung von Mineralstoffen ausgeglichen werden.

Wir wissen heute, dass z. B. Mangel an Eisen, Magnesium, Calcium usw. für Befindlichkeitsstörungen oder sogar Krankheiten verantwortlich sein kann. Dabei sprechen wir von sogenannten „Mangelerscheinungen". Liegt ein Mangel vor, muss durch Zufuhr des entsprechenden Minerals, z. B. in Form von Eisentabletten, der körpereigene Speicher wieder aufgefüllt werden. Oftmals genügt es dann nicht alleine, das entsprechende Mineralsalz zuzuführen; denn auch bei ausreichendem Vorhandensein eines Mineralstoffes kann es im Körper zu lokal begrenzten Verteilungsstörungen oder auch zu einem Mangel an aktiv verfügbaren Mineralstoffen kommen. Die aus den (nicht denaturierten) Lebensmitteln aufgenommenen Mineralien dienen als Baustoffe und bilden die mineralische Grundlage für den Körperaufbau und die Stoffwechselprozesse der Zellen. Die Natur macht aus den anorganischen Mineralstoffen des Bodens über das Wachstum der Pflanze, mithilfe der Fotosynthese, organische Mineralien. Die normale Funktion der Zelle wird durch richtige Ernährung gewährleistet. Die Zellnahrung wird durch den Blutstrom an die Zelle gebracht.

Vieles von dem, was Schüßler zu seiner Zeit praktisch erfahren hat, wird heute mithilfe der neuen Kenntnisse aus der physiologischen und biologischen Chemie verständlich.

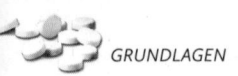

Umgekehrt können natürlich deren Erkenntnisse genutzt werden, um neue Einsatzgebiete der Schüßler-Salze zu erschließen. Eine Therapie mit Mineralstoffen und Spurenelementen ist in der Zwischenzeit tatsächlich medizinischer Alltag geworden.

Krankheitsursachen nach Schüßler

Krankheiten können nach Schüßler verschiedene Ursachen haben. Zum einen kann ein Mangel an einem bestimmten Mineralstoff vorliegen, der auf Verteilungsstörungen zurückzuführen ist. Zum anderen mag es sich um eine Selbstvergiftung der Zelle handeln. Darüber hinaus gibt es krank machende Faktoren, die direkt auf die Zelle und den Zellstoffwechsel einwirken:

→ elektrischer (physikalischer, pathologischer) Reiz (Elektrosmog, Wasseradern usw.)

→ mechanischer Reiz (Verletzung, Riss, Stich, Aufschürfung, Schnitt usw.)

→ physikalischer Reiz (Kälte, Hitze usw.)

→ toxischer Reiz (Lösungsmittel, Abgase, Pestizide usw.)

→ chemischer Reiz (Säure, Laugen usw.)

→ infektiöser Reiz (Erreger wie Bakterien, Viren, Pilze, Parasiten usw.)

→ Medikamente: Impfungen, Antibiotika, Hormone, Cortison, Psychopharmaka, Hypertonika usw.

→ Entzündungen, akute wie chronische

Diese verschiedenen Einflüsse können die Zelle daran hindern, die erforderliche Nahrung aufzunehmen. Die Folge davon ist: Der Stoffwechsel wird gestört. Führen wir z. B. bei

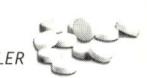

Krämpfen den fehlenden Mineralstoff, z. B. Magnesium phosphoricum, direkt über das Blut zu und regen damit die Entkrampfung der Zellen an, erfolgt als unmittelbares Ergebnis die Heilung.

Dazu Dr. Schüßler: *„Gesundheit ist das quantitative Gleichgewicht der einzelnen Mineralsalze, Krankheit entsteht erst durch das Ungleichgewicht dieser Mineralsalze."*

Homöopathie – Gemeinsamkeiten und Unterschiede

Gemeinsam haben die Biochemie nach Schüßler und die Homöopathie das Bestreben, mit Hilfe von Heilmitteln natürlichen Ursprungs die Gesundheit von Menschen zu fördern und Krankheiten ganzheitlich zu behandeln. Die Herstellung durch homöopathische Potenzierung (siehe Seite 21) ist beiden Behandlungsformen im Grundsatz gleich. Während in der Homöopathie neben den Niederpotenzen bis D10 auch Mittel- und Hochpotenzen ab D30 zu finden sind, arbeitet die Biochemie nach Schüßler in der Regel mit den Potenzstufen D6 und D12. Ein weiterer Unterschied besteht schon im Grundsatz der Mittelwahl. Während bei der Behandlung mit den Schüßler-Salzen biochemische Funktionsmittel zugeführt werden, um einen durch fehlende Mineralstoffe bedingten Mangel auszugleichen, wird in der Homöopathie das Mittel nach dem Ähnlichkeitsprinzip ausgesucht. Dieses besagt, dass eine Arznei, die beim Gesunden bestimmte Symptome hervorruft, ähnliche Beschwerden oder Symptome beim Kranken heilen kann. Für die Homöopathie gilt eine Faustregel, die so genannte „Simile-Regel": *„Ähnliches heilt Ähnliches"* oder *„Gleiches heilt Gleiches".*

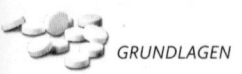

Schüßler dagegen sieht klare Unterschiede zwischen der Biochemie und der Homöopathie: „(...) *mein Heilverfahren ist aber
kein homöopathisches, denn es gründet sich nicht auf das Ähnlichkeitsprinzip, sondern auf die physiologisch-chemischen Vorgänge, welche im menschlichen Organismus sich vollziehen.*"

Und weiter: „*Der Grundsatz, nach welchem ein Mittel gewählt wird, drückt diesem sein Gepräge auf. – Ein nach dem Ähnlichkeitsprinzip gewähltes Mittel aber, welches den Mineralstoffen
des Organismus homogen ist, und dessen Anwendung sich auf die
physiologische Chemie gründet, ist ein biochemisches.*"

„Fehlendes durch Fehlendes ersetzen"

Unter dem Stichwort „Mangel" ist normalerweise kein men-
genmäßiger Mangel zu verstehen, sondern eine Verteilungsstörung. Schüßler nannte das die „Bewegungsstörung" der
Mineralstoffe. Das Lutschen der Schüßler-Salze hilft dem
Körper, die Mineralstoffe genau an den Ort des Geschehens
gelangen zu lassen, an dem sie gerade gebraucht werden.
Wollten wir damit quantitative Mängel beheben, wäre die
Therapie in dieser Art wegen der geringen Mineralstoffmenge
in den Tabletten wenig sinnvoll. Bei einer akuten Erkrankung
kommt es im Körper zu einem erhöhten Verbrauch bestimm-
ter Mineralstoff-Ionen. Mangelt es gerade an diesen Mineralstoff-Ionen zur Aufrechterhaltung der Körperfunktionen,
werden diese aus den Geweben mobilisiert. Schüßler ging
davon aus, dass in diesem Fall Stoffe, die an diese Mineralstoffe gebunden sind, ausfallen. Ein Beispiel dafür: Mangel an
oder Verbrauch von Mineralien, z. B. von Natrium chloratum,
ist beispielsweise zu erkennen an einem einsetzenden Fließschnupfen oder an tränenden Augen. Bei der Therapie eines

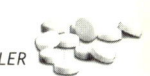
tatsächlichen Mineralstoffmangels, wie bei der Osteoporose, ist es immer sinnvoll, den Körper anzuregen, wieder stabile und elastische Gewebe und Strukturen aufzubauen und diese zu ernähren.

Schüßler: *„Jedes biochemische Mittel muss so verdünnt werden, dass die Funktionen gesunder Zellen nicht gestört, vorhandene Funktionsstörungen aber ausgeglichen werden können."*

Als homöopathisch denkender Arzt potenzierte er seine Mineralstoffe: Er verrieb und verdünnte stufenweise mit Milchzucker. So können die heilwirksamen Salze direkt über die Schleimhäute des Schlundes (Rachen) und der Speiseröhre ins Blut übertreten.

Die Potenzierung

Bei der Herstellung homöopathischer und biochemischer Arzneien wird die Ursubstanz mit Milchzucker in einem vorgegebenen Zeitschema verrieben und pro Potenzierungsstufe im Verhältnis 1:9 (D-Potenzen) bzw. 1:99 (C-Potenzen) verdünnt. Nach der 3. Verreibungsstufe wird mit Alkohol verschüttelt und weiter verdünnt.

Funktionsmittel

Schüßler erkannte, dass er die Mineralstoffe potenzieren musste, da diese sonst direkt über die Nieren ausgeschieden werden. Somit gelangen sie nicht ins Blut und damit nicht in die Zellen. Schüßler selbst setzte hauptsächlich die Potenz D6 ein, mit Ausnahme von Calcium fluoratum, Ferrum phosphoricum und Silicea, die wegen der geringen Löslichkeit in D12

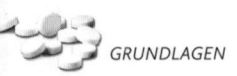

verordnet wurden. Die Schüßler-Salze 1 bis 12 gibt es dank verbesserter Herstellungsverfahren in den Potenzierungen D3, D6 und D12. Beim Lutschen der Tabletten tolerieren die Regulierungssysteme, z. B das Immunsystem, dies, und die Mineralsalze zirkulieren so lange im Blut, bis diese in die Zelle gelangen. Die Potenzierung hat den Vorteil, dass nun das Mineral eine andere Eigenschaft aufweist und in der Lage ist, die Zellfunktion anders zu beeinflussen als das anorganische Mineral in seiner Grundsubstanz. Die von Schüßler gewählten Mineralsalze fördern die Stoffwechselfunktion der Gewebe, Zellen und Organe. Deshalb werden sie Funktionssalze bzw. Funktionsmittel genannt.

Die Biochemie ist eine Regulationstherapie: Mit ihrer Hilfe wird die Verteilungsstörung der Mineralsalze reguliert.

Die Wirkung der biochemischen Mineralsalze lässt sich zu einem großen Teil herleiten, wenn man die Bedeutung der in ihnen enthaltenen Ionen kennt. Dies ist eng mit ihrem Vorkommen im Organismus verbunden. Dabei zeigt das Kation (+) den „Funktionsort" („wo etwas passiert") an.

Hierfür gilt:
→ Kalium: intrazellulär (in der Zelle)
→ Natrium: extrazellulär (außerhalb der Zelle)
→ Calcium: an der Membran (Zellhülle)
→ Silicea: Bindegewebe
→ Magnesium: an der Membran, Nerven

Das Anion (-) zeigt dagegen die Wirkungsweise an:
→ Phosphat: Energiegeber
→ Sulfat: Reinigung
→ Chlorid: Transportbewegung (z. B. rein in die Zelle, raus aus der Zelle)

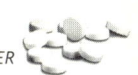

Zur Bedeutung des „inneren Milieus" im Körper

Biologische Systeme, besonders der menschliche Organismus, sind hochkomplex und von einer unendlichen Vielzahl von Regelkreisläufen gesteuert. Auch mit dem heutigen Wissen verstehen wir das komplizierte Zusammen- und Wechselwirken der einzelnen Körperfunktionen meist nur ansatzweise. Forscht man lediglich nach dem Prinzip Ursache/Wirkung, können andere Zusammenhänge innerhalb dieser komplexen Regelkreisläufe nicht erkannt werden. Es zeigt sich das Dilemma der konventionellen Therapie bei chronischen Krankheiten deutlich, weil nach wie vor überwiegend versucht wird, Krankheiten nach einem Ursache-Wirkungs-Prinzip zu behandeln (z. B. mit einem Arzneimittel, das einen bestimmten Rezeptor in der Zelle blockiert). Ergebnisse sind oft enttäuschend.

Wir können die Gesundheit nur erhalten und Krankheiten nur dauerhaft heilen, wenn der Organismus in der Lage ist, sich auf wechselnde Umweltbedingungen und Anforderungen einzustellen und angemessen darauf zu reagieren. Diese Erkenntnis stellt ein sehr wesentliches Grundprinzip der Regulationstherapie dar. Voraussetzung, um reagieren zu können, ist jedoch eine intakte Biochemie der Zelle und der Zwischenzellsubstanz (auch „Zwischenzellmatrix" oder „Interstitium" genannt).

Bei der Zwischenzellsubstanz handelt es sich um eine feine, lockere Bindegewebsstruktur, die jedes Organ durchzieht, die Zellen umschließt und in der die Lymphgefäße und Nervenfasern enden. Die Beschaffenheit des Interstitiums ist für die Funktionsfähigkeit der Zellen, der Organe und des Gesamtorganismus von entscheidender Bedeutung. Wir wissen heute, dass dieser Zwischenzellmatrix eine wichtige Rolle für

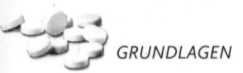

die Regulations- und Kommunikationsprozesse zwischen den Zellen zukommt. Heute kann man bei vielen Krankheiten und Funktionsstörungen von Organen auch eine Störung im Stoffwechsel der Zwischenzellmatrix nachweisen. Insbesondere gilt dies für sehr komplexe Systeme, z. B. das Immunsystem.

Man geht heute davon aus, dass gerade in diesem Bereich die Wirkung der Homöopathie und der Biochemie vorzugsweise ansetzt. Mineralsalztabletten nach Schüßler entfalten ihre Wirkung als Funktionsmittel an der Zellmembran (Zellhülle) und innerhalb der Zelle, aber auch in der Zwischenzellmatrix. Es ist erwiesen, dass Stoffe in niedriger homöopathischer Potenzierung die Funktion des Immunsystems unterstützen können und damit die Abwehr von Krankheitserregern verbessern. Man nennt dies „immunologische Beistandsreaktion". Die Wirkung liegt in der Kommunikation der Stoffwechselprozesse und in der Zwischenzellmatrix.

Mineralstofftabletten beeinflussen das Energiepotenzial der Zellmembran und verbessern die Reaktionsfähigkeit der Zelle. Aktive, lebensfähige Zellen haben eine höhere Zellmembran-Energie (zwischen 30 und 90 mV) als degenerierte oder absterbende Zellen.

Damit erklärt sich, dass wir mithilfe der Schüßler-Salze auf Zell- und Zwischenzell-Ebene auf die Lebendigkeit und Reaktionsfähigkeit des gesamten Organismus einwirken können.

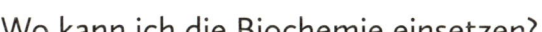
Wo kann ich die Biochemie einsetzen?

Die biochemischen Mineralsalze nach Schüßler können eingesetzt werden als:

→ Entzündungssalze (akut wie chronisch)
→ Nervensalze
→ Blutsalze
→ Knochensalze
→ Muskelsalze
→ Salze für die Bänder
→ Salze für die Schutzorgane
→ Salze für die Blutgefäße
→ fäulnisverhütende Salze
→ Drüsensalze

Ferner zur Gesunderhaltung, bei akuten wie chronischen Erkrankungen, Schmerzen, während Schwangerschaft und Stillzeit, in der Kinderheilkunde, zur Operationsvorbereitung und Nachsorge, als Haus- und Reiseapotheke und zur Unterstützung bei allopathischen Behandlungen. Wählen wir die richtigen Mittel, können diese in jeder Lebensphase für die ganz speziellen Bedürfnisse oder Erkrankungen des jeweiligen Altersabschnitts hilfreich und nützlich sein.

Gerade zur Vorsorge von Krankheiten und zur Gesunderhaltung ist es von großem Vorteil, dass die biochemischen Funktionstabletten völlig unbedenklich sind und auch über einen längeren Zeitraum gelutscht werden können.

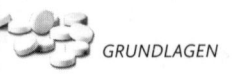

Empfehlungen zur Einnahme

Zur Einnahme der Schüßler-Salze wird im Allgemeinen Folgendes empfohlen: Lassen Sie die Tabletten im Mund zergehen, da die heilwirksamen Salze dann bereits über die Mundschleimhäute aufgenommen werden können. Dies bewirkt eine bessere und schnellere Aufnahme in den Organismus. Eine mögliche Beeinflussung durch die Verdauungssäfte kann so ebenfalls vermieden werden (würden sie geschluckt werden, blieben sie wirkungslos, weil die Magensäure die biochemischen Funktionsmittel zerstört).

Am besten lutschen Sie die Funktionsmittel einzeln im Mund. Es können auch 2 Tabletten auf einmal gelutscht werden.

Alternativ können die biochemischen Funktionsmittel aufgelöst in etwas abgekochtem, heißem Wasser, auf Mundtemperatur abgekühlt, kauend getrunken werden – aus meiner Sicht die beste Darreichungsform, genannt „Heiße X" (X ist die Nummer des Salzes). Dies empfiehlt sich vor allem bei größeren Einnahmemengen. So können z. B. bei akuter Halsentzündung 3–5 Tabletten des Schüßler-Salzes Nr. 3 Ferrum phos. D12 als Akutmittel aufgelöst werden.

Die biochemischen Funktionsmittel sollten ca. eine halbe Stunde vor oder nach den Mahlzeiten gelutscht werden. Gleichzeitige Einnahme mit Essen oder Trinken ist nicht allzu empfehlenswert, weil der Organismus sich besser mit einer Aufgabe beschäftigen kann, als viele Dinge gleichzeitig zu tun.

Im Rahmen einer Behandlung können im Laufe eines Tages bis zu 3–4 verschiedene Schüßler-Salze zur Anwendung gelangen. In der Regel werden 2–3 x täglich 1–2 Tabletten verabreicht, im Akutfall auch häufiger und mehr (siehe nachfolgende Ausführungen). Langsam wirkende Salze wie Nr. 1

Calcium fluor. und Nr. 11 Silicea können Monate bis Jahre eingenommen werden. Wenig sinnvoll erscheinen größere Einnahmemengen. Die tatsächlich zugeführte Menge an Mineralstoffen ist allerdings auch bei höherer Dosis noch verschwindend gering.

Eine Überdosierung ist im üblichen Dosisbereich auch bei einer längeren Einnahme von verschiedenen biochemischen Funktionsmitteln nicht möglich. Bei der Einnahme vieler Tabletten (50–100 pro Tag) oder bei sehr empfindlichen Personen kann der Milchzucker eine leicht abführende Wirkung haben.

Akute Erkrankungen

Bei akuten Beschwerden sollten Erwachsene alle 5–10 Minuten 1 Tablette bis zum Eintritt einer Besserung lutschen. Zur weiteren Behandlung oder auch in chronischen Fällen sollten 3–6 x täglich 1–2 Tabletten gelutscht werden. Kinder unter 12 Jahren erhalten bei akuten Beschwerden ein- bis zweistündlich 1 Tablette. Zur nachfolgenden Behandlung oder auch in chronischen Fällen 3–4 x täglich 1 Tablette.

Bei dem biochemischen Funktionsmittel Nr. 7 Magnesium phos. hat sich insbesondere die sogenannte „Heiße 7" (siehe vorhergehender Abschnitt) bewährt, die sehr schnell und intensiv wirkt. Sie wird bevorzugt bei akuten Schmerzen und Krämpfen angewandt.

Chronische Erkrankungen

Bei chronischen Beschwerden sollten Erwachsene über den Tag verteilt 5–10 Tabletten im Mund zergehen lassen.

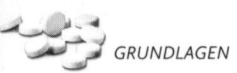

Säuglinge

Bereits Säuglingen können die Tabletten in gelöster Form am besten über die Breimethode (1 Tablette als Brei lösen und in die Wangeninnentasche streichen bzw. vor dem Stillen auf Brustwarze auftragen), andernfalls mit dem Fläschchen oder der Breimahlzeit gegeben werden.

Diabetiker

Diabetiker sollten die Tabletten wegen des Gehalts an Milchzucker auf ihre Broteinheiten anrechnen. 50 Tabletten entsprechen dabei ungefähr 1 Broteinheit. Es gibt die Möglichkeit, die Tabletten in Wasser zu lösen, den Milchzucker absetzen zu lassen, den Überstand zu kauen und anschließend das Wasser auszuspucken. Der Milchzucker ist sehr träge und wird deshalb in der kurzen Zeit kaum bis gar nicht aufgenommen.

Gleichzeitige Einnahme mehrerer Schüßler-Salze

Bei gleichartigen Befindlichkeitsstörungen kommen oftmals verschiedene Funktionsmittel infrage. Die Biochemie behebt in erster Linie eben nicht Krankheitszustände, sondern deren Ursachen. Deshalb ist es wichtig,
a) alle Krankheitsursachen genau zu erforschen und
b) die Wirkungsgebiete der biochemischen Funktionsmittel richtig und gründlich zu studieren.

Wichtig: Bei unklaren und schwerwiegenden Symptomen ist es unumgänglich, einen Arzt oder Heilpraktiker aufzusuchen.

Verlieren Sie keine wertvolle Zeit und besprechen Sie auch ggf. mit Ihrem Therapeuten, dass Sie eine biochemische Begleitung durchführen.

Das am geringsten im Körper vorkommende Salz bestimmt den Grad der Gesundheit und sollte am dringendsten verabreicht werden. Im Körper kann jedoch durchaus ein Mangel – in unterschiedlicher Ausprägung – an mehreren Mineralsalzen bestehen. Diese sind dann entsprechend einzunehmen. Eine Obergrenze von vier, maximal sechs verschiedenen Mineralsalzen sollte dabei nicht überschritten werden.

Bei akuten Krankheiten wird der Mangel eines bestimmten Minerals sehr stark sichtbar, und chronische Mangelzustände treten in ihrer Bedeutung in den Hintergrund. Ist der akute Zustand vorbei, tritt der chronische Mangel wieder hervor. Bei einer Einnahme gegen chronische Erkrankungen wird deshalb zugunsten der akuten Erkrankung die Behandlung unterbrochen und dann nach Ende wieder erneut fortgesetzt.

Hinweis: Die einzelnen biochemischen Mineralsalze stehen untereinander in einem Verhältnis der „Gegensätzlichkeit", des Antagonismus. Das bedeutet, dass wir Mineralsalze, die sich in der Aufnahme und im Funktionskreis beeinflussen, nicht gleichzeitig zu uns nehmen dürfen. Nach Möglichkeit sollten, außer im Akutfall, ca. 2 Stunden Zeit dazwischenliegen. Die drei Schwefelsalze Nr. 6, Nr. 10 und Nr. 12 und ihre entsprechenden Salben sollten nicht am selben Tag eingenommen bzw. angewendet werden.

Antagonisten (Gegenspieler)

Eisen	↔	Zink
Eisen	↔	Calcium
Eisen	↔	Magnesium
Kalium	↔	Calcium
Kalium	↔	Magnesium
Kalium	↔	Natrium
Calcium	↔	Zink
Calcium	↔	Magnesium

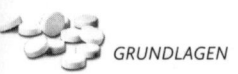

Salbeneinreibungen

In vielen Fällen ist eine zusätzliche Anwendung der Schüßler-Salben möglich und empfehlenswert. Sie finden entsprechende Hinweise im Symptomregister. Eine Übersicht über
die biochemischen Salben und Anwendungsempfehlungen
finden Sie auf Seite 64.

Häufig gestellte Fragen zu den Schüßler-Salzen

1. Können Nebenwirkungen auftreten?

Durch den Milchzucker kann es bei Einnahme größerer Mengen zu einer weichen Konsistenz des Stuhls kommen. Durchfall ist bei den üblichen Dosierungen nicht zu erwarten.

Menschen, die unter Zöliakie (auf Glutenunverträglichkeit
beruhende Verdauungsstörung mit chronischem Durchfall
bei Verzehr von Getreideprodukten) oder einer sonstigen
Überempfindlichkeit gegen Weizenstärke leiden, sollten biochemische Funktionsmittel bevorzugen, die glutenfrei sind.
Dazu gehört z. B. die karto-Linie der Deutschen Homöopathie Union (DHU) – hier wurde der zur Herstellung üblicherweise verwendete Hilfsstoff Weizenstärke durch Kartoffel-
stärke ersetzt.

Alternativ könnte ein homöopathisches Mittel in der gleichen Potenzierung, z. B. Calcium phos. D6, auf Rohrzuckerba-
sis genommen werden. 5 Globuli entsprechen 1 Mineralsalztab-
lette. Bitte arbeiten Sie dann auch im Sinne von Dr. Schüßler
damit: Wird z. B. mehrmals täglich 1 Tablette benötigt, etwa
Nr. 3 Ferrum phos., werden mehrmals täglich 5 Globuli des homöopathischen Mittels Ferrum phos. D12 verabreicht.

2. Gibt es Gegenanzeigen?

Manche Menschen vertragen Milchzucker nicht (Laktose-Intoleranz, Laktose-Malabsorption). Eine Unverträglichkeitsreaktion entsteht in der Regel jedoch erst, wenn 20–40 Tabletten und mehr auf einmal verabreicht werden. Die in der Biochemie übliche Dosierung mit verschwindend geringen Mengen führt zu keinen Problemen. Ursache für eine Unverträglichkeit ist ein Enzymmangel (Laktasemangel), bei dem die Produktion des Enzyms Laktase eingeschränkt ist.

Bei einer Laktose-Unverträglichkeit (Milchzucker-Unverträglichkeit) sollte die gelöste Variante (s. Abschnitt „Diabetiker") gewählt werden.

3. Ist eine Erstverschlimmerung zu erwarten?

Bei besonders sensiblen oder geschwächten Menschen kann es gelegentlich zu einer „Erstverschlimmerung" kommen.

Diese verläuft, sofern sie überhaupt auftritt, in der Regel belastend und klingt meist schnell wieder ab. Eine Erstreaktion ist grundsätzlich nicht negativ zu bewerten. Der Körper signalisiert damit, dass das biochemische Funktionsmittel richtig gewählt wurde und somit eine gute Wirkung erwartet werden kann. Eine Erstverschlimmerung ist für die Wirkung allerdings nicht notwendig und sollte von Ihnen nicht erwartet werden.

4. Was sollten Diabetiker beachten?

Diabetiker müssen berücksichtigen, dass aufgrund ihres Milchzuckergehalts etwa 50 Tabletten 1 Broteinheit (BE) entsprechen (siehe Seite 28). Daher sollten Sie grundsätzlich die erwählten Schüßler-Salze als „Heiße Trinklösung" zu sich nehmen. Hierfür die Trägersubstanz in der Tasse absetzen lassen, nicht erneut aufrühren. So nimmt man keine Broteinheiten auf.

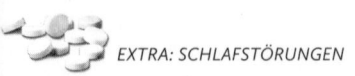

SCHLAFSTÖRUNGEN

Nicht krankheitsbedingte Einschlafprobleme oder auch Durch-schlafschwierigkeiten treffen viele Menschen, nicht nur in Zei-ten großer psychischer Anspannung. Wenn der nötige Schlaf fehlt, wird es schwierig, den Alltag zu bewältigen. Unter ande-rem sind Konzentrationsstörungen, Gereiztheit, Kopfschmerzen oder Stimmungstiefs die Folge. Was kann helfen, wieder in ge-sunden Schlaf zu finden und dem Körper damit die Regenera-tion zu ermöglichen, die er braucht, um zu „funktionieren"?

→ *Nehmen Sie keine schweren Mahlzeiten kurz vor dem Schla-fen zu sich (spätestens bis ca. 18 Uhr sollte die letzte Mahl-zeit eingenommen sein), verzichten Sie auf aufregende Ge-spräche, Filme oder Bücher, die Sie nicht zur Ruhe kommen lassen. Treiben Sie auch keinen Sport in den Abendstunden: Ein auf Leistung gepolter Kreislauf kommt nur schwer zur Ruhe.*

→ *Sorgen Sie für eine ruhige Atmosphäre, hören Sie entspan-nende Musik oder machen Sie vielleicht einen kurzen Spazier-gang vor dem Zubettgehen.*

→ *Kaffee, Colagetränke, grüner und schwarzer Tee regen Herz und Kreislauf an. Verzichten Sie darauf ab dem späten Nach-mittag. Alkohol kann zwar das Einschlafen erleichtern, ver-hindert aber das Durchschlafen.*

→ *Ein Vollbad mit Melisse, Baldrian, Lindenblüte oder Lavendel ist zur Entspannung geeignet.*

→ *Eine schöne Tasse heiße Milch mit Honig oder Kräutertee hilft, zur Ruhe zu kommen. Geeignet sind Baldrian, Melisse, Hopfen oder Fenchel.*

Klassischer Schlaftee

30 g Hopfenzapfen, 30 g Melissenblätter und 20 g Baldrianwurzel in der Apotheke mischen lassen. 1–2 Teelöffel mit etwa
150 ml kochendem Wasser übergießen und 5 Minuten ziehen
lassen, abseihen und vor dem Schlafengehen 1–2 Tassen trinken.

Behandlung mit Schüßler-Salzen und -Salben

Ein- und Durchschlafstörungen

(bei Stress, Sorgen oder schwer verdaulichen Abendmahlzeiten)
→ Nr. 7 Magnesium phos. D6
→ Nr. 11 Silicea D12
→ Nr. 21 Zincum chlor. D6
Von jedem Salz 3–4 Tab. als heiße Trinklösung zubereiten und
eine Stunde vor dem Schlafengehen schlückchenweise kauend
trinken.

Schlummertrunk

Je 5 Tab. Nr. 7 Magnesium phos. D6 und Nr. 11 Silicea D12 gemeinsam heiß auflösen und eine Stunde vor dem Schlafengehen
trinken. Die gleiche Lösung ans Bett stellen und beim Aufwachen kauend trinken, das erleichtert das Wiedereinschlafen.

Bei Schlafstörungen eignet sich ein Leberwickel (siehe Seite
152) mit Salbe Nr. 6 oder 10 im Wechsel gegen 14 Uhr. Oder
eine Salbeneinreibung (mit den gleichen Salben) am Abend auf
den gesamten Oberbauch – anschließend eine wärmende Auflage oder eine Wärmflasche auf den Bauch legen.

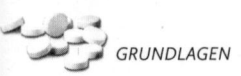

5. Kann mit homöopathischen Arzneien kombiniert werden?

Die biochemischen Funktionstabletten können eine homöopathische Therapie unterstützen. Entsprechende Funktionstabletten eignen sich hierbei besonders als sogenannte Basistherapie. Verbleibende Symptome können dann entweder mit einem homöopathischen Einzelmittel nach dem Simile-Prinzip oder, bei einer organ- oder indikationsbezogenen Therapie, mit einem geeigneten Komplexmittel behandelt werden. Wichtig ist, dass der Patient seinem Therapeuten die Einnahme der biochemischen Funktionstabletten mitteilt, da dies bei der Mittelwahl in der Homöopathie berücksichtigt werden sollte.

6. Kann mit allopathischen (schulmedizinischen) Arzneimitteln kombiniert werden?

Die biochemischen Funktionstabletten können auch eine allopathische Therapie unterstützen. Aufgrund der Wirkung auf die Zellfunktion und das die Zelle umgebende Milieu können andere Arzneistoffe die Zellen besser erreichen und dort ihre Wirkung entfalten. Die Mineralsalze können ergänzend eingenommen, sollten aber auf keinen Fall als Ersatz verwendet werden. Sie dürfen die verordneten Arzneimittel unter keinen Umständen ohne Rücksprache mit dem Arzt/ Heilpraktiker oder sonstigen Therapeuten absetzen.

7. Besteht die Gefahr der Gewöhnung?

Eine Gewöhnung oder Abhängigkeit kann in keinem Fall entstehen. Es wird jedoch berichtet, dass in manchen Fällen ein Bedürfnis nach den biochemischen Funktionstabletten besteht. Eine mögliche Interpretation: Der Körper versucht, einen bestehenden Mangel auszugleichen.

8. Woran liegt es, wenn sich kein Erfolg einstellt?

Es kann durch eine fortschreitende Erkrankung zu irreparablen Organveränderungen gekommen sein. Hier bitte auf keinen Fall eine Heilung durch die Schüßler-Salze erwarten! Ansonsten sollten Sie folgende Fragen klären:

→ Ist das richtige Mittel gewählt? Das richtige Funktionsmittel schmeckt grundsätzlich süß, alle anderen neutral.

→ Lutschen Sie ausreichende Mengen? Versuchsweise sollten Sie die Häufigkeit der Gaben erhöhen.

→ Gibt es Therapiehindernisse, wie Störfelder (z. B. Entzündungsherde im Körper oder auch Narben), Amalgamfüllungen in den Zähnen, verschiedene Zahnmaterialien, Zahnspangen usw., eine hohe Zufuhr von Genussgiften wie Colagetränke, Limonade, Süßigkeiten, Alkohol (diese fördern die Ausscheidung von Mineralien bzw. erhöhen den Verbrauch), ernährungsbedingter Mangel an Mineralien durch einseitige Kost oder starke psychische Belastungen wie Stress, Ängste, Beziehungskrisen?

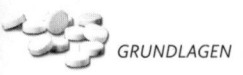

Die biochemischen Mittel im Überblick

Schüßler hat sich in erster Linie mit den zwölf biochemischen Hauptmitteln befasst, den sogenannten Schüßler-Salzen. Daraus leiten sich auch die Schüßler-Salben ab. Diese unterstützen die Behandlung durch unmittelbare Aufnahme über die Haut.

Nach Schüßlers Tod sind im Laufe der Entwicklung mehrere sogenannte Ergänzungsmittel (siehe Seite 71) in die biochemische Therapie eingeführt worden. Im Vergleich zu heute standen im 19. Jahrhundert nur sehr ungenaue Analysemethoden zur Verfügung.

Das führte dazu, dass durch die Weiterentwicklung der Mineralstofflehre nach Schüßler weitere Stoffe gefunden wurden, die zum dauernden Bestand des Körpers gehören und deshalb in diese Reihe eingeordnet wurden. Sie stellen eine wertvolle Hilfe dar und werden ergänzend zu den klassischen biochemischen Funktionsmitteln eingesetzt, besonders, wenn diese nicht wirken.

Nr. 1 Calcium fluoratum (CaF$_2$)
Das Salz für Bindegewebe, Gelenke und Haut
Regelpotenz: D 12

Fluorcalcium ist als Mineral gewöhnlicher Flussspat, also eines der in der Natur am häufigsten vorkommenden Mineralien. Calcium fluoratum ist das wichtigste Mittel für die Stützgewebe, insbesondere für die Skleroproteine der Binde- und Stützgewebe.

Skleroproteine sind Gerüsteiweiße, die als Elastin, Kollagen und Keratin in den genannten Geweben vorkommen.

Elastin ist Hauptbestandteil der elastischen Fasern. Es ist in vielen Bändern und Sehnen zu finden. Reich an Elastin sind die Bänder zwischen den einzelnen Wirbelkörpern und die herznahen Arterien. Elastin ist ein aus Monoaminosäuren aufgebauter Eiweißstoff. Eine Neusynthese von Elastin unterbleibt, denn die Bildung von Elastin ist ein sehr energieaufwendiger Vorgang, den sich der Organismus unter den Anforderungen des Lebens nicht leisten kann. Es steht dem Menschen in einer schon vorgeburtlich angelegten Menge zur Verfügung, d. h., im Verlauf des Lebens wird kein neues Elastin hergestellt. Eng verknüpft mit dem Elastin sind die Kollagene. Sie sind hauptsächlich – wie das Elastin – aus Monoaminosäuren aufgebaute Gerüsteiweiße, die sehr stabil und widerstandsfähig sind. Kollagen ist Hauptbestandteil von Bindegewebe, Sehnen, Muskelhaut, Bändern, Knorpel, Knochen und Zähnen.

Keratin, auch als Hornstoff bezeichnet, ist schwefelreich, tritt in der obersten Hautschicht, den Hautanhangsgebilden, den Haaren und Nägeln auf.

Mangel an diesem Mineralsalz führt zu Gewebsverhärtungen und verstärkter Brüchigkeit. Mangelzeichen sind daher u. a.: Schwielen, Schrunden, Hornhautbildung, Risse an den Händen und Lippen, Schuppenbildung der Haut, vorzeitige Alterung der Haut, trockene, brüchige und spröde Haare, Haarausfall, Überbeine, Haltungsschäden, Osteoporose, Bänderschwäche (Knöchel knicken beispielsweise um), verhärtete Sehnen und Narben, Krampfadern, Hämorrhoiden, Verhärtungen der Blutgefäße (Arteriosklerose; Fluor baut Kalk ab), durchsichtige Zahnspitzen, Karies, Trübung der Augenlinse (grauer Star), Brusterschlaffung (Bindegewebsschwäche), aber auch Knotenbildung sowie verhärtete Drüsen (z. B. Lymphknoten), Mangel an „geistiger Elastizität" (Anpassungsschwierigkeiten).

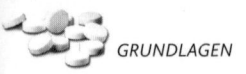

Anwendung

Calcium fluoratum sollte als langsam wirkendes Mittel über eine längere Zeit (zur Unterstützung von Aufbauprozessen auch monate- bis jahrelang) regelmäßig gelutscht werden. Da es sehr tief greifend wirkt, sollte es in niedrigen Dosierungen, d. h. nicht mehr als 5–6 Tabletten pro Tag, eingesetzt werden. Als gute Ergänzung haben sich Calcium phosphoricum (Nr. 2) und Silicea (Nr. 11) bewährt. Besonders für Kinder wichtig zur Knochen- und Zahnbildung.

Einflüsse auf die Wirkung

→ Verschlechterung bei Hitze, geistiger Anstrengung, beim Übergang von Ruhe zu Bewegung, starker Bewegung

→ Besserung bei Wärme, Ruhe, mäßiger Bewegung. Da Calcium physiologischerweise morgens steigt, sollte auch am Morgen dieses Salz gelutscht werden.

Nr. 2 Calcium phosphoricum (CaHPO$_4$ · 2 H$_2$O)
Das Salz für Knochen und Zähne
Regelpotenz: D6

Phosphorsaurer Kalk findet sich im menschlichen Körper vorwiegend in den Zähnen und Knochen. Salz Nr. 2 dient der Membran- (Zellhülle-) Stabilisierung der Zellen (z. B. bei Allergien, Katarrhen). Es ist das wichtigste Aufbau- und Kräftigungsmittel und dämpft übersteigerte abbauende Stoffwechselprozesse.

Die Knochen enthalten bis zu 85 % ihres Gewichts Calcium phosphoricum. Es kommt in allen Zellen, insbesondere in den Zellkernen, Blutzellen, Ei- und Samenzellen, in vielen inneren Drüsen wie Leber, Speicheldrüse, Schilddrüse usw.

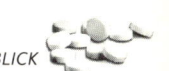

und in den Schleimhäuten vor. Salz Nr. 2 bildet und beeinflusst das Gewebe und die Körperflüssigkeiten in den Zellen. Entsprechend seines Vorkommens im Organismus wirkt es auf den Eiweißaufbau in den Zellen und die Zellneubildung, besonders der Knochen. Es stabilisiert die Zellhüllen. Sein Fehlen führt daher zu Störungen in den Erneuerungs- und Aufbauvorgängen. Durch die Sicherung der auf stabilen Membranen basierenden Transportmechanismen wird der Energiehaushalt ausgeglichen und aufrechterhalten. Calcium phosphoricum unterstützt somit die Energiespeicherung, die Aktivierung der Natrium-Kalium-Pumpe, die Rekonvaleszenz (Genesungsphase nach überstandenen Krankheiten) und fördert Knochenbildung und Zahnung. Zudem normalisiert dieses Mineralsalz den Muskeltonus und fördert Blutbildung und Wundheilung. Es ist ein wichtiges Mittel in der Schwangerschaft.

Nach Dr. Schüßler ist Calcium phosphoricum ein „Funktionsmittel für anämische Zustände und Restaurationsmittel der Gewebe nach Ablauf akuter Krankheiten".

Mangel an diesem Mineralsalz führt zu Störungen in den Erneuerungs- und Aufbauvorgängen. Bemerkbar im Knochenstoffwechsel z. B. bei Osteoporose, schlecht heilenden Knochenbrüchen, in der Muskelfunktion, z. B. Schwäche, Krämpfe, auch bei vielen vegetativen Störungen, z. B. Nervosität, Schlafstörungen, Herzklopfen, Hitzewallungen – auch im Klimakterium –, Schweißausbrüche, Wetterfühligkeit, Schwäche und Erschöpfungszustände, Überanstrengungskopfschmerz, Schulkopfschmerz, niedriger Blutdruck, Blutarmut, oder auch bei Arteriosklerose, vergrößerten Rachenmandeln, häufigem Erbrechen, schwacher Verdauung, Menstruationsbeschwerden, Allergien, Neigung zu Nasenbluten, Wadenkrämpfen, Hautjucken im Alter.

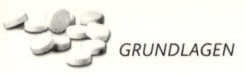
Anwendung

Calcium phosphoricum wirkt langsam und sollte daher stets über einen längeren Zeitraum genommen werden. Aufgrund des Calcium-Anteils und der Energie zuführenden Phosphat-Komponente wird es vorwiegend morgens gegeben. Als Aufbaumittel wird es häufig mit Calcium fluoratum (Nr. 1) oder Silicea (Nr. 11) kombiniert. Magnesium phosphoricum (Nr. 7) ergänzt die Wirkung besonders bei gesteigerter Erregbarkeit von Muskeln und Nerven.

Das Mittel passt besonders für blasse, blutarme Menschen mit kränklichem Aussehen. Es ist besonders häufig bei Kindern und Frauen angezeigt. Es gilt als das wichtigste Aufbausalz der Biochemie nach Dr. Schüßler und ist ein bewährtes Nerven-, Beruhigungs- und Kräftigungsmittel. In Verbindung mit Natrium chloratum (Nr. 8) ist es außerdem das Mittel für die Rekonvaleszenz.

Einflüsse auf die Wirkung

→ Verschlechterung bei Ruhe und Wärme
→ Besserung bei Bewegung und Kühle

Nr. 3 Ferrum phosphoricum ($FePO_4 \cdot 4\,H_2O$)
Das Salz für das Immunsystem
Regelpotenz: D 12

Eisen ist der wichtigste Bestandteil des Blutfarbstoffs Hämoglobin und des Myoglobins (roter Muskelfarbstoff) und wirkt als Sauerstoffüberträger. Phosphorsaures Eisen ist besonders vorhanden in allen Muskelzellen, im Blut, in einer Reihe innerer Organe, wie z. B. Gehirn, Leber (das blutreichste Organ unseres Körpers), Milz, Knochenmark, Darmwandung und

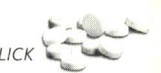

Darmzotten und in vielen Drüsen mit innerer Sekretion, wie z. B. Schilddrüse, Bauchspeicheldrüse oder Enzymen.

Das in den roten Blutkörperchen enthaltene Eisen nimmt bei der Einatmung Sauerstoff aus der Luft auf, um ihn allen Geweben des Körpers zuzuführen. Fehlt das Eisen, so tritt eine Erschlaffung der Muskeln ein. Die Hauptanwendungsgebiete von Ferrum phosphoricum können nicht unmittelbar – wie etwa bei den Kalkmitteln Calcium fluoratum (Nr. 1) und Calcium phosphoricum (Nr. 2) – aus seinem Vorkommen im Organismus abgeleitet werden; es wurde vielmehr aus den eigenen therapeutischen Erfahrungen von Schüßler entwickelt.

Ferrum phosphoricum spielt in der Infektabwehr eine wichtige Rolle und ist das Hauptmittel für alle plötzlich auftretenden akuten Gesundheitsstörungen, also auch für die Erste Hilfe einsetzbar. Anwendung findet es bei allen entzündlichen Erkrankungen in der ersten Entzündungsphase (trockener Schwellungskatarrh ohne Sekretion), bei akutem Fieber (bis 39 °C) und Schmerzzuständen.

Bei allen Verletzungen wie Quetschungen, Stauchungen, Schnitt- und Schürfwunden oder bei Verletzungen der Weichteile lindert es die akuten Beschwerden und vermindert die Blutung (bei Verbrennungen wird vorwiegend Natrium chloratum (Nr. 8) benötigt). Über längere Zeit eingenommen, beeinflusst es auch die Wundheilung.

Mangel an diesem Mineralsalz führt zu folgenden Symptomen: Konzentrationsstörungen, leichte Ermüdung, wenig Widerstandskraft, Neigung zu Entzündungen, fieberhafte Infekte, Blutarmut, Durchblutungsstörungen; klopfende, pochende und pulsierende Schmerzen; rheumatische Beschwerden und Muskelkater, Magenschleimhautentzündung und beginnender Durchfall oder auch Verstopfung.

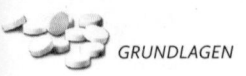

Anwendung

Ferrum phosphoricum wird besonders als Akutmittel bei Infekten, Überanstrengungen und Verletzungen sowie in frühen
Phasen einer entzündlichen oder fieberhaften Erkrankung
(z. B. Kinderkrankheit) eingesetzt. Es kann auch vorbeugend
eingenommen werden, um Widerstandskraft und Leistungs-
fähigkeit des Körpers zu stärken (z. B. Sportler) und um Infektionen (vgl. Herbst-Winter-Kur, Seite 153) zu vermeiden. Bei
Durchblutungs- und Wundheilungsstörungen, Konzentrationsstörungen und in der Rekonvaleszenz wird es über einen
längeren Zeitraum gelutscht. Ferrum phosphoricum unterstützt die arterielle Komponente des Blutkreislaufes.

Die Einnahme erfolgt vorwiegend morgens. In akuten Fällen auf die „heiße" Version mit jeweils 10 Tabletten zurück-
greifen.

Einflüsse auf die Wirkung
→ Verschlechterung bei Wärme und Ruhe, bei Kopfschmerzen durch Gefäßerschlaffung; bei Wärme und Bewegung
  mit Blutandrang (Kongestion)
→ Besserung bringen Kälte und Ruhe bei Kongestionen;
  Kälte und Bewegung bei Kopfschmerzen durch Gefäßerschlaffung

Nr. 4 Kalium chloratum (KCl)
Das Salz für die Schleimhäute
Regelpotenz: D6

Chlorkalium findet sich in einer großen Zahl von Körperzellen: in den Gehirnzellen, Nerven- und Muskelzellen und in
den roten Blutkörperchen.

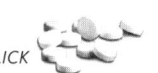

Es regt den Zellstoffwechsel an und steht in engster Beziehung zum Faserstoff Fibrin. Kalium chloratum ist das Hauptlymphmittel mit Bezug zu Haut und Schleimhaut. Es spielt eine wichtige Rolle bei Katarrhen und Entzündungen mit weiß-grauen und zähen Sekreten.

Kalium chloratum ist das Mittel der zweiten (subakuten) Entzündungsphase. Diese setzt gewöhnlich ca. 3–4 Tage nach Beginn der Erkrankung ein (bei primär chronisch verlaufenden Infektionen oder entzündlichen Erkrankungen oft auch erheblich später). Diese Phase ist gekennzeichnet durch sich schwer lösende schleimige Absonderungen, Ausschwitzungen und entzündliche Schwellungen der Gewebe- und Lymphknoten. Bei Schwellungen durch Wassereinlagerungen (Ödeme) wird Natrium sulfuricum (Nr. 10) eingesetzt. Kalium chloratum ist ein ganz wichtiges Entgiftungsmittel. Es regt den Stoffwechsel (Zellstoffwechsel) und die Drüsentätigkeit an (Wob-Enzym der Biochemie). Es ist gut geeignet, um Belastungen durch Umwelt- und Genussgifte, Chemikalien und Arzneimittel vorzubeugen.

Mangel an diesem Salz kann sich unterschiedlich äußern: Entzündungen mit leichtem Fieber, Blutverdickung (Thrombosegefahr), Schwerhörigkeit, Neigung zu Übergewicht, Drüsenschwellungen, Schleimhauterkrankungen, wie z. B. Katarrhe mit weißlichen, zähen Schleimhautabsonderungen, Stockschnupfen, Husten (mit Schleimrasseln), Asthma, weißer Zungenbelag, fadenziehender Schleim und Speichel, Mundausschlag, Hautausschläge mit mehlartigem Belag, Darm- und Magenschleimhautentzündung, Lymphknotenschwellungen, chronische Gelenkleiden, Muskelschwäche, Sehnenerkrankungen, neuralgische Schmerzen.

Beschwerden nach Sportverletzungen oder Überanstrengungen sprechen ebenfalls sehr gut auf Kalium chlor. D 6 an.

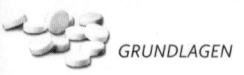

Anwendung

Generell sollte bei allen subakuten und entzündlichen (Infektions-) Krankheiten (Schnupfen, Kehlkopfentzündung, Bronchitis, Mittelohrentzündungen) an eine Unterstützung durch dieses Salz gedacht werden. Beschwerden nach Sportverletzungen oder Überanstrengungen der Gelenke, Bänder und Sehnen, die sich oft 3–4 Tage nach dem akuten Ereignis einstellen, sprechen meistens sehr gut auf Kalium chloratum an.

Wegen seines Bezugs zum Schleimhautsystem ist es auch ein Mittel, welches wir zum Schutz vor Elektrosmog einsetzen können. Es ist Teil der Impfvorbeugung (siehe Kapitel Kinderheilkunde).

Einflüsse auf die Wirkung

→ Verschlechterung bei Bewegung, in der Kälte, bei Aufregung, Ärger oder fetten Speisen
→ Besserung bei Wärme, bei mäßiger Bewegung

Nr. 5 Kalium phosphoricum (KH_2PO_4)

Das Salz für Nerven und Psyche
Regelpotenz: D6

Kalium phosphoricum befindet sich in den Zellen des Gehirns, der Nerven, der Muskelzellen, in den Blutkörperchen, in der Blut- und Gewebeflüssigkeit. Kalium als das dominierende Element dieses Salzes ist das wichtigste Mineral im Inneren der Zellen und bestimmt damit wesentlich das innere Zellmilieu.

Salz Nr. 5 hält das Zell- und Membranpotenzial aufrecht und ist das Hauptmittel für das Nervensystem, besonders für das zentrale und vegetative Nervensystem. Es unterstützt

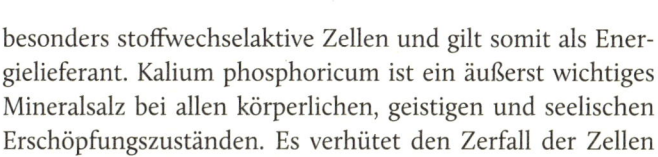
besonders stoffwechselaktive Zellen und gilt somit als Energielieferant. Kalium phosphoricum ist ein äußerst wichtiges Mineralsalz bei allen körperlichen, geistigen und seelischen Erschöpfungszuständen. Es verhütet den Zerfall der Zellen (Gewebezerfallsverhüter der Biochemie).

Mangel an diesem Mineral führt zu Erschöpfungszuständen, die häufig von depressiven Verstimmungen begleitet werden. Es gilt als Aufhellungsmittel des Gemüts. Nervöse, überreizte und geschwächte Personen können von der Einnahme profitieren.

Mangelerscheinungen zeigen sich in folgenden Symptomen: Neurasthenie (Nervenschwäche) aufgrund von Erregung (z. B. starke Aufregung), nervöses Asthma, Ermüdungserscheinungen, nervöse Schlaflosigkeit, Depressionen, Angst (auch Platzangst), Lähmungsgefühl, Muskelschwund, Muskelschwäche, Schließmuskellähmung des Afters und der Blase, Krämpfe, Zuckungen, nervöse Unruhe der Extremitäten; Herzschwäche, nervöse Herzbeschwerden, Herzklopfen (bei Überleitungsstörungen am Herzen (Arrhythmien, Extrasystolie) kann das Salz Nr. 5 unterstützend helfen); nervöses Hautjucken, hohes Fieber (39 °C), Erkrankungen mit Zelluntergang (Absterben von Zellen), z. B. Ulcus cruris, Alopecia areata (kreisrunder Haarausfall), alle nervösen Verdauungsbeschwerden, Fäulnis im Darm.

Anwendung

Bei Muskelschwäche ist ein Behandlungsversuch angezeigt. Kalium phosphoricum unterstützt die Körperabwehr bei Infektanfälligkeiten (Teil der biochemischen Herbst-Winter-Kur, siehe Seite 153) und bei Infekten mit Fieber über 39 °C. Infektionen und Fieber sind immer mit einer starken Aktivierung des Stoffwechsels verbunden. Dadurch entsteht ein Mangel an

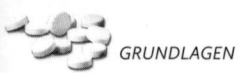

Kalium phosphoricum. Es ist eines der wichtigsten Entgiftungsmittel der Biochemie und kommt daher zum Einsatz bei Strahlen, Chemikalien und Giften, die den Körper belasten. Weitere Anwendungsgebiete: als Teil der Impfvorbeugung (siehe Kapitel Kinderheilkunde), Aufbaumittel (Teil der biochemischen Energieschaukel, siehe Kapitel Frühjahrskur, Seite 151), bei Geschwüren, Magen- und Zwölffingerdarmgeschwüren, Blutungen, Gehirnerschütterung; bei nervösen Gesichts-, Zahn- und Kopfschmerzen bei blassen, schwächlichen, reizbaren Menschen; bei Zahnschmerzen mit leicht blutendem Zahnfleisch, Sepsis (zur Unterstützung). Alle Beschwerden gehen mit dem Gefühl „wie gelähmt" und mit Antriebsminderung einher. Bei Schwäche wird das Salz Nr. 5 vormittags gegeben. Es hat seine beste Wirkzeit vom späten Vormittag bis ca. 15 Uhr. (Nach 15 Uhr sollte es nur in besonderen Fällen, etwa bei hohem Fieber, eingenommen werden, da es munter macht.)

Einflüsse auf die Wirkung
→ Verschlechterung morgens, bei Anstrengung, insbesondere bei geistiger Tätigkeit
→ Besserung in Ruhe und bei mäßiger Bewegung

Nr. 6 Kalium sulfuricum (K_2SO_4)
Das Salz für die Entgiftung
Regelpotenz: D6

Kalium sulfuricum kommt vor in der Oberhaut, in der oberen Schicht der Schleimhäute, in Knochen, Knorpeln und Nägeln sowie in allen Zellen, welche Eisen enthalten. Es ist neben Salz Nr. 3 Sauerstoffüberträger in die Zellen und hilft so, den Stoffwechsel zu fördern.

Salz Nr. 6 unterstützt die zellulären Ausscheidungs- und Entgiftungsvorgänge. Dadurch wird das Bindegewebe entlastet und der Abbau von Stoffwechselschlacken gefördert. Die entgiftende Wirkung zeigt sich z. B. in gelblich-schleimigen Absonderungen oder Abschuppungen. Kalium sulfuricum hat eine stärkere Verbundenheit zum venösen System des Blutkreislaufs, während Ferrum phosphoricum (Nr. 3) mehr das arterielle System unterstützt.

Mangel an diesem Mineralsalz zeigt sich u. a. in seinem starken Bezug zu den Schleimhäuten. Kalium sulfuricum ist das Mittel der 3. Phase einer (Infektions-)Krankheit. Diese nennt man auch die Phase der Wiederherstellung. Schleimige oder eitrige Absonderungen der Schleimhäute und Auswurf, gelblich bis ockerfarben, sind typisch für diese Phase. Oft hört man über den Bronchien ein Schleimrasseln. Das Mineral hat einen großen Bezug zur Haut und ist deshalb ein wichtiges Heilmittel der Oberhautzellen, z. B. bei trockener Haut, Neurodermitis, Ekzemerkrankungen, Schuppenflechte (Psoriasis). Bei Entzündungen der Haut kommt es in dieser Phase zu Hautabschuppungen oft auf klebrigem Untergrund. Bei entzündlichen Erkrankungen der Gelenke, verbunden mit wandernden rheumatischen Gelenkschmerzen, hilft es, die Schmerzsymptome zu mildern und die Heilung zu unterstützen. Kalium sulfuricum lindert Schwere und Mattigkeit in den Gliedern und nächtliches Herzklopfen. Es regt den Leberstoffwechsel auf Zellebene an. Wir verwenden es bei alten Katarrhen, bei Mittelohrentzündung, verstopften Nebenhöhlen und chronischem Schnupfen; es bringt den Eiter in Gang. Bei gestörter Fettverdauung infolge verminderter Verdauungsleistung (Fettstühle), bei häufigem Gähnen als Zeichen für Sauerstoffmangel, auch bei Kältegefühl.

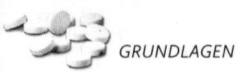

Anwendung

Kalium sulfuricum kann bei allen Krankheiten angewendet werden, bei denen sich die Ausheilung verzögert oder Neigung zu Chronizität besteht. Es findet auch als einstweilige Medikamentengabe (Zwischenmittel) Verwendung, um eine ins Stocken geratene Behandlung voranzubringen. Aufgrund der Entgiftungsfunktion ist es zur Unterstützung der Leber einsetzbar. Schüßler nannte es das „Lebermittel" der Biochemie. Daraus ergeben sich günstige Wirkungen auf das Herz und den Pfortaderkreislauf (in den großen Blutkreislauf eingeschalteter funktioneller Leberkreislauf, der das venöse Blut der Magen-Darm-, Bauchspeicheldrüse und Milzvenen über die Pfortader zur Leber befördert) und auf die dazu gehörigen Organe. Durch seinen großen Bezug zur Milz und zur Bauchspeicheldrüse kann es bei allen Leiden, die in Verbindung damit stehen, eingesetzt werden. Es fördert die Abschuppung nach Masern, Scharlach und Röteln. Setzen wir Salz Nr. 6 für die Reinigung/Zellentschlackung ein, wird es am besten zwischen 17 und 22 Uhr gegeben.

Einflüsse auf die Wirkung

→ Verschlechterung abends, nachts, in geschlossenen, warmen Räumen
→ Besserung in frischer, kühler Luft, morgens gegen 7 Uhr

Nr. 7 Magnesium phosphoricum ($MgHPO_4 \cdot 3\,H_2O$)
Das Salz gegen Krämpfe und Schmerzen
Regelpotenz: D 6

Phosphorsaures Magnesium findet sich vorwiegend in den Nerven- und Muskelzellen, im Gehirn und Rückenmark, in

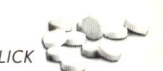

einer großen Anzahl innerer Organe (Herz, Leber, Lunge, Milz, Bauchspeicheldrüse, Nieren, Darm und Schilddrüse) sowie in Knochen und Zähnen. Nach Schüßler fördert es „die selbstständige Bewegung der Zellen".

Magnesium phosphoricum spielt sowohl intrazellulär als auch extrazellulär eine zentrale Rolle und wird für die Aktivität zahlreicher Enzyme benötigt. Interessant ist, dass Magnesium im Körper stets mit Calcium einhergeht. Dies deutet darauf hin, dass einerseits die krankhaften Erscheinungen beim Fehlen eines der beiden Mineralsalze die gleichen sind, andererseits sie sich in der Therapie gegenseitig ergänzen können. Sollte im Einzelfall einmal Magnesium phosphoricum versagen, lässt man an seine Stelle Calcium phosphoricum (Nr. 2) treten. Das Salz vermindert den Grundumsatz, wirkt antithrombotisch und senkt den Cholesterinspiegel. Es mildert die Erregbarkeit der vegetativen Zentren, verlängert die Überleitungszeit am Herzmuskel, setzt den Tonus der glatten Muskulatur herab und wirkt Schlaf fördernd. Entsprechend seiner großen Bedeutung für Muskeln und Nerven gilt es als das Mittel für alle Krampf- und Schmerzzustände mit „blitzartigem" Charakter. Übersäuerung der Gewebe bildet die Grundlage für viele chronische Erkrankungen. Deswegen kommt diesen beiden Mineralsalzen eine wesentliche Bedeutung zu. Je mehr Säure gebunden werden muss, desto größer der Bedarf an Magnesium phosphoricum. Es ist daher ein Basismittel zur Vorbeugung und Behandlung von chronischen Erkrankungen.

Mangel an diesem Mineralsalz führt zu einer übermäßigen Erregbarkeit der Nervenzellen. Es kommt zu Funktionsstörungen sensibler Organe, diese werden dann häufig als „nicht organisch bedingt" diagnostiziert und sprechen deshalb auf herkömmliche Behandlungsmethoden kaum an.

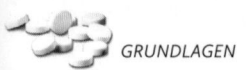

Spannungszustände, innere Verkrampfungen, (Ein-) Schlafstörungen, Hyperaktivität, Erregung und Unruhe, Angstzustände,
vegetative Dystonie mit krampfartigen Zuständen, Zuckungen, Ticks; Neuralgien schießend, dem Nervenverlauf folgend;
periodische Schmerzen, Gesichtsneuralgien, Nervenentzün-
dungen, mit blitzartig schießendem Schmerz, v. a. im Gesicht,
Kopfschmerzen, wie „elektrische Schläge", Schulkopfschmerz,
Zahnschmerzen, Muskelschmerzen, Migräne, Krämpfe an
der Muskulatur, spastische Lähmungen, Koliken von Magen,
Darm, Gallenwegen, Blase, Nieren; Krämpfe beim prämenstru-
ellen Syndrom, Wadenkrämpfe, Schluckauf, Blähungskoliken,
nervöse Verdauungsstörung (Durchfall, Verstopfung), erhöhtes
Cholesterin im Blut, krampfartiger Husten, Asthma, Engege-
fühl in der Herzgegend, hypertone Regulationsstörungen, Arteriosklerose, Juckreiz. Suchtverhalten geht auf einen Mangel
an Magnesium phosporicum zurück.

Anwendung
Magnesium phosphoricum beruhigt das vegetative Nervensystem und hat daher einen großen Einfluss auf die Funktionen von Herz, Kreislauf und Verdauungsorganen. Es fördert auch einen ausgewogenen Tag-Nacht-Rhythmus und
sorgt deshalb für einen erholsamen Schlaf. Als Nervensalz
hilft es zusammen mit Kalium phosphoricum (Nr. 5), Erre-
gungszustände zu lösen, mit Calcium phosphoricum (Nr. 2)
wirkt es als Stärkungsmittel. (Energieschaukel, vgl. Kapitel Frühjahrskur, Seite 151: morgens Nr. 2, mittags Nr. 5,
abends Nr. 7). Salz Nr. 7 ist bei allen plötzlich auftretenden,
einschießenden, blitzartigen, bohrenden, krampfartigen,
den Schmerzort wechselnden Schmerzen sowie bei hefti-
gem Juckreiz, durch Bettwärme hervorgerufen, hilfreich.
Bei akuten Schmerzzuständen und Krämpfen hat sich die

Einnahme von Magnesium phosphoricum als sogenannte „Heiße 7" (siehe Akute Erkrankungen, Seite 27) besonders gut bewährt. Sehr empfehlenswert bei Beschwerden im 21-Tage-Rhythmus.

Salz Nr. 7 wirkt am besten, wenn es abends ab 18 Uhr eingenommen wird.

Einflüsse auf die Wirkung
→ Verschlechterung bei Kälte, Ruhe, nach dem Schlaf; auch nachts; bei leiser Berührung (erhöhte Oberflächensensibilität)
→ Besserung bei Bewegung, Wärme, festem Druck, durch Zusammenkrümmen

Nr. 8 Natrium chloratum (NaCl)
Das Salz für den Flüssigkeitshaushalt
Regelpotenz: D6

Natrium chloratum kommt in allen Körperflüssigkeiten und Geweben vor. Es ist vor allem außerhalb der Zellen vorhanden und wichtig für den osmotischen Druck. Es gilt als das „Wassermittel" der Biochemie und fördert den Nährstrom und reguliert den Wasserhaushalt.

Natrium chloratum ist nötig für die Neubildung von Zellen. Im Magen, in den Nieren, Knochen und Knorpeln ist es überproportional vorhanden. Mit seinem Einfluss auf den Flüssigkeits- und Wärmehaushalt und seinem Bezug zu den Schleimhäuten, den Ausscheidungsorganen und den bradytrophen Geweben (Gewebe, die nicht durchblutet werden, z. B. Knorpel, Bandscheiben, Augenlinse) darf es nicht unterschätzt werden.

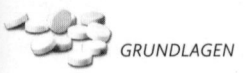

Mangel an diesem Mineralsalz zeigt in der Psyche zunächst Überaktivität, psychische Heftigkeit, raschen Stoffwechsel, der sich leicht erschöpft, später zu Erschöpfbarkeit, Müdigkeit und Schlaffheit führt. Mangelzeichen sind: depressive Stimmung morgens und vormittags, Blutarmut und Bleichsucht; anämischer Kopfschmerz, chronische Schlaflosigkeit, an den Schleimhäuten reichliches dünnes Sekret, auch wundmachend (z. B. Tränenfluss), oder (später) trockene rissige Schleimhaut (z. B. trockener Schnupfen, Bindehautentzündung), Störungen des Tränen- und Speichelflusses, wässrige und kalte Gelenkschwellungen, wässrig-schleimiges Erbrechen, Salzsäureregulation, Trockenheitsgefühl im Mund, Durst auf Wasser, Abmagerung trotz guten Appetits, morgendlicher wässriger Durchfall, später Verstopfung, trockene Scheide, Bläschenbildung (z. B. nach Insektenstich), Windeldermatitis, Sodbrennen, kalte Hände und Füße, Störungen im Wasserhaushalt (Ödeme) und bei der Schweißregulierung (zu trockene Haut), der Blasen- und Nierenfunktion sowie Bluthochdruck, Bandscheiben- und Knorpelschäden, wässrige Ergüsse in den Körperhöhlen, Augensäckchen/Augenringe, kleine Schaumbläschen auf der Zungenkante, Migräne, Milchstau bei Stillenden, Kopfschuppen.

Anwendung

Das Mineral hat eine den Wasserhaushalt ausgleichende Wirkung. Ein starkes Bedürfnis nach salzigen oder stark gewürzten Speisen verlangt Salz Nr. 8.; ebenso große Durstigkeit oder Durstmangel, auch Heißhunger nach Süßigkeiten. Störungen des Wasserhaushaltes: Kältegefühl an Rückgrat, Händen und Füßen; wässriges und gedunsenes Gesicht. Notwendig bei Blutarmut, Tränen und Speichelfluss, wässrigem Nasenkatarrh und Bläschenausschlag, wässrigen Pickeln, trockener Haut und Schleimhäuten, Ekzemen mit Bläschenbildung, Insektenstichen, Brennen beim Wasserlassen, wässrigem Durchfall mit ätzender Schärfe, Juckreiz an allen möglichen Stellen, der zum Kratzen nötigt. Kribbeln und Taubheitsgefühl an Händen und Füßen treten oft beim Einschlafen ein.

Auf Kochsalz sollte während der Therapie verzichtet werden. Außer in Akutsituationen nicht am Abend geben.

Einflüsse auf die Wirkung
→ Verschlechterung morgens, vormittags; bei geistiger Überanstrengung; bei feuchtem, kühlem Wetter, bei nebligem Wetter, durch Aufenthalt an Binnenseen
→ Besserung durch trockene, warme, kühle, frische Luft; durch Schwitzen; abends

Nr. 9 Natrium phosphoricum ($Na_2HPO_4 \cdot 12\,H_2O$)
Das Salz für den Stoffwechsel
Regelpotenz: D 6

Phosphorsaures Natrium kommt fast im ganzen Körper vor, insbesondere in den Gehirnzellen, Nervenzellen, Muskelzellen, Blutkörperchen, in der Blut- und Gewebeflüssigkeit und im Bindegewebe. Es aktiviert den Stoffwechsel, unterstützt alle physiologischen Verbrennungsprozesse, trägt zum Gleichgewicht der Körperflüssigkeiten bei und hat einen engen Bezug zum Säure-Basen-Haushalt.

Natrium phosphoricum ist ein alkalisches Salz und hält die im Blut befindliche Harnsäure, die sich beim Zerfall der Eiweißstoffe bildet, in Lösung. Schüßler misst diesem Mine-

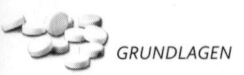

ralsalz große Bedeutung bei: beim Kohlensäureaustausch des Blutes in den Lungen, bei der Lösung der Harnsäure im Blut, bei der Verseifung der Fettsäuren nach Fettgenuss und bei übermäßiger Milchsäurebildung. Es ist ein alkalisches Salz, welches Säure bindet.

Mangel an diesem Mineralsalz entsteht bevorzugt durch Säure bildende Nahrungsmittel oder durch Säureüberschuss in den Geweben. Störungen im Stoffwechsel sind sehr oft von einer Übersäuerung im Organismus begleitet. Als Entsäuerungsmittel besitzt es deshalb ein großes Anwendungsgebiet.

Hierzu zählen Beschwerden durch zu viel Säureproduktion wie Sodbrennen, Magenübersäuerung, saures Aufstoßen und Erbrechen, saurer Mundgeschmack, Muskelkater, Muskelzucken (besonders der Gesichtsmuskeln), Störungen der Fettverdauung (Fettsäuren), sauer riechender Durchfall. Blähung, Rheumatismus, Störungen des Zuckerstoffwechsels, Gefäßerkrankungen wie Arteriosklerose, Venenentzündungen, Hauterkrankungen wie Akne bei fettiger Haut, schlecht heilende Wunden, Ekzeme, fettige Haare, saure Schweiße. Bei den Ohren erhöhte Entzündungsbereitschaft, aber auch rahmartigeitrige Absonderungen. Bei chronisch entzündlichen Erkrankungen sollte auch immer an dieses Salz gedacht werden. Bei Gichtkranken ist eine ausreichende Versorgung mit diesem Salz anzuraten, da die Auskristallisierung von Harnsäure in saurem Milieu begünstigt wird. Mithilfe dieses Mineralsalzes kann der Bildung von Gallen-, Nieren- und Harnblasensteinen entgegengewirkt werden.

Anwendung

Begleitend zur Behandlung bei Diabetes (Zuckererkrankung), Adipositas (Fettsucht) und Fettstoffwechselstörungen. Wenn diese Erkrankungen als Trias auftreten, deutet dies auf Mangel an Natrium phosphoricum hin. Bei starker Übersäuerung ist eine zusätzliche Anwendung von Silicea (Nr. 11) anzuraten. Selbst viele weitere innere Leiden, wie Herz-, Nieren-, Leber- und Gallekrankheiten, Erhöhung des Blutdruckes, ja sogar Nervenleiden beruhen oftmals auf Übersäuerung. Alle Übersäuerungskrankheiten bedingen eine lange Einnahmezeit sowie eine Umstellung der Ernährung auf wenig tierisches Eiweiß und wenig raffinierte Nahrungsmittel wie Zucker, Weißmehlprodukte usw.

Beste Einnahmezeit ist vor- oder nachmittags, zur Säurelösung abends.

Einflüsse auf die Wirkung
→ Verschlechterung durch fette Speisen, Bewegung und durch feuchtes, kaltes Wetter
→ Verbesserung durch Schwitzen

Nr. 10 Natrium sulfuricum (Na_2SO_4)
Das Salz für die Ausscheidung
Regelpotenz: D 6

Schwefelsaures Natrium ist vorwiegend in allen Körpersäften enthalten. Es hilft, wie alle Natriumsalze, die Körperflüssigkeiten zu regulieren.

Der Unterschied zwischen den beiden wasseranziehenden Salzen – Natrium chloratum (Nr. 8) und Natrium sulfuricum (Nr. 10) – ist folgender:
→ Salz Nr. 8 zieht das Wasser aus den Körperflüssigkeiten in die Zellen hinein. Es bewirkt dadurch die Vergrößerung der Zellen und schließlich die Teilung der Zellen, es ist damit das Mittel zur Neubildung der Zellen.

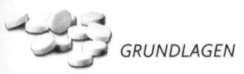

→ Salz Nr. 10 zieht das Wasser an, um es auf den natürlichen Ausscheidungswegen (insbesondere Nieren, Harnorgane, Haut, Dickdarm) aus dem Körper zu entfernen. Es unterstützt die Ausscheidung alles „Über-Flüssigen" und ist damit nach Schüßler das wichtigste Mittel zur Entschlackung und Entgiftung. Es ist von großer Bedeutung für den Erhalt der Funktion und der Regeneration der Ausscheidungsorgane Leber, Galle, Nieren, Blase und Dickdarm.

Es bringt das zur Ausscheidung, was für den Körper nachteilig oder überflüssig ist: Ausscheidung von Wasserüberschuss, Abfallstoffen (Stuhlverstopfung) und Giftstoffen (z. B. Medikamente, Umweltgifte).

Mangel an diesem Mineralsalz äußert sich: in funktionellen Leber- und Gallenstörungen, wie Leberschwellung, Gallensteinen, verminderter Gallenabsonderung und anderen Störungen des Leber-Gallen-Systems; an der Bauchspeicheldrüse zur Unterstützung bei einer Entzündung, bei Diabetes; im Darmbereich durch gallige Durchfälle mit grünlich wässriger Stuhlfarbe, stinkende Blähungen, Verstopfung; feuchte Bronchitis mit wässrigen Absonderungen in den Bronchien, erkältungsbedingte Entzündung mit gelbgrünem Schleim; Blasen- und Nierenerkrankungen, besonders bei mangelnder Harnausscheidung (morgendliche Gaben!); nässende Hautausschläge, Akne, Neurodermitis, Schuppenflechte, Juckreiz, Urticaria, Herpes und Zellulitis, Hautschwellungen wie Ödeme, Tränensäcke; im Bewegungsapparat bei Gelenkerkrankungen, bei Schwellungen im Gelenkbereich, Gicht, Rheuma; bei offenen Beinen oder Fuß- und Unterschenkelgeschwüren sowie Lymphknotenschwellungen; bei Kopfschmerzen nach Alkoholgenuss (Vergiftungskopfschmerz).

Anwendung

Es findet Verwendung bei Schnupfen, Grippe, Gallenstauung, Leberbeschwerden, Verstopfung, Durchfall, Rheuma, morgendlicher Verquellung der Hände, Unterschenkelgeschwüren, Nierengrieß und Ernährungsfehlern, fieberhaften Erkrankungen zur Anregung des Schwitzens. Natrium sulfuricum ist sehr hilfreich bei Frauen im und nach dem Klimakterium.

Bei Personen, die unter Fettsucht leiden, kann Salz Nr. 10 im Rahmen einer Diät helfen, den Stoffwechsel anzuregen, Stoffwechselschlacken abzubauen, den Körper zu entwässern, das Gewicht zu reduzieren und Folgeerkrankungen vorzubeugen. Ebenfalls findet es Anwendung bei zu starker Milchbildung und zum Abstillen. Es kann melancholische, ja sogar depressive Phasen abschwächen, auch Herbstdepressionen.

Ergänzender Hinweis: Salz Nr. 10 regt die Galle-Absonderung an und wirkt dadurch auf die Lebertätigkeit regulierend, entlastend und funktionsfördernd. Leberleiden, die von venösen Stauungen herrühren, verlangen Salz Nr. 6 als zuständiges Hauptlebermittel.

Wenn das Salz um 11 Uhr gelutscht wird, hat es eine Wirkung auf die Harnausscheidung desselben Tages. Mittags gegen 14 Uhr entfaltet es seine maximale Wirkung für die Leber, da um diese Zeit die Gallensekretion am größten ist. Abends hat es einen Einfluss auf den Stuhlgang am nächsten Morgen. Ist der Darm zu langsam (atonisch), dann in Verbindung mit Silicea (Nr. 11) verwenden.

Einflüsse auf die Wirkung

→ Verschlechterung bei feuchtem Wetter, bei Nebel, in feuchten Gegenden; feuchte Anwendungen (z. B. Kneippgüsse) werden schlecht vertragen

→ Besserung durch Wärme und bei trockenem Wetter

ALLGEMEINE ERNÄHRUNGSTIPPS

→ Bereiten Sie das Essen mit Liebe und in fröhlicher, ausgeglichener Stimmung zu.

→ Es sollte mit Kräutern und Gewürzen abgeschmeckt und verfeinert werden.

→ Die Nahrung sollte immer möglichst frisch und von bestmöglicher Qualität sein.

→ Meiden Sie bitte Dosenwaren, Mikrowellen-Essen und Aufgewärmtes.

→ Am bekömmlichsten ist warmes Essen.

→ Kochen Sie in kleinen Portionen.

→ Das Frühstück ist wichtig, sollte aber leicht verdaulich sein.

→ Ein warmes Mittagessen stellt die Hauptmahlzeit dar.

→ Essen Sie Salate oder Rohkost zuerst, denn diese benötigen viel Verdauungskraft.

→ Das Abendessen sollte am besten vor 19 Uhr zu sich genommen werden und leicht verdaulich sein.

→ Vermeiden Sie zum Abendessen: Fleisch, Wurst, Joghurt, Buttermilch, Käse, Hüttenkäse, Quark, Salat, Obst, vor allem roh, Wurzelgemüse (außer Karotten und Rote Bete), fette und in Öl gebratene Speisen. Vor allem dann, wenn Sie sich nicht wohlfühlen bzw. Befindlichkeitsstörungen haben oder gar schon erkrankt sind. Es macht durchaus Sinn, in diesen besonderen Lebensphasen einmal das bis dahin gewohnte Essverhalten zu überprüfen und anzupassen. Sie werden schnell positive Veränderungen spüren.

→ Nehmen Sie keine Mahlzeit unmittelbar vor dem Schlafengehen zu sich.

→ *Falls am Abend schwer gegessen wurde, verzichten Sie am nächsten Morgen auf das Frühstück. Dadurch geben Sie dem Magen die Chance, jetzt die Verdauung zu Ende zu bringen. Magenzeit ist morgens von 7 bis 9 Uhr. (Lesen Sie dazu mein Buch „Deine Nahrung sei dein Heilmittel".)*

→ *Essen Sie mit Ruhe und in stiller, schöner, sauberer Umgebung.*

→ *Richten Sie die Aufmerksamkeit auf das Essen.*

→ *Kauen Sie gut und beschäftigen Sie sich während des Essens nicht mit anderen Dingen.*

→ *Tischgespräche sollten erfreulich sein.*

→ *Essen Sie weder zu schnell noch zu langsam.*

→ *Der Magen sollte nach dem Essen etwa zu drei Vierteln gefüllt sein: zwei Viertel mit fester Nahrung, ein Viertel mit Flüssigkeit.*

→ *Je nach individueller Verdauungskraft sollten zwischen den Mahlzeiten 3–6 Stunden Zeit liegen.*

→ *Bevorzugen Sie zum Essen warme Getränke. Wenn möglich 15 Minuten vor und während des Essens nichts trinken. Getränke verdünnen die Verdauungsenzyme. Dadurch entstehen Verdauungsprobleme.*

→ *Vermeiden Sie grundsätzlich eisgekühlte Speisen und Getränke, da sie die Verdauungskraft einschränken.*

→ *Mischen Sie nie Milch mit Früchten, Obstsäften, Joghurt, Salz, Knoblauch, Rettich, Alkohol (verzögert die Verdauung) oder Fisch. Milch ist ein Nahrungsmittel (kein Getränk), deshalb sollte sie nicht zu den Hauptmahlzeiten getrunken werden.*

→ *Ruhen Sie sich nach dem Essen für 5–10 Minuten in einem bequemen Sessel aus. Vermeiden Sie es einzuschlafen!*

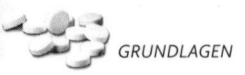

Nr. 11 Silicea (SiO$_2$ · H$_2$O)

Das Salz für Haare, Haut und Bindegewebe
Regelpotenz: D12

Kieselsäure (Silicea) findet sich in allen Zellen, in allen Geweben des menschlichen Körpers. Der Wirkkreis ist außerordentlich groß und greift tief in den Körperhaushalt ein. Silicea wirkt beim Aufbau der Gewebsstrukturen mit.

Silicea findet sich im Bindegewebe, gibt dem Gewebe Halt und Festigkeit und steigert die Widerstandskraft. Es befeuchtet das Bindegewebe, verbessert die Knochen- und Gelenkser-nährung. Wir finden Silicea in Nägeln, Haaren, in der Oberhaut, in elastischen Häuten (z. B. Muskelhäute), Knochen, Muskeln, Sehnen, Schleimhaut, Drüsen und Nerven. Silicea steht zu den weißen Blutkörperchen in Beziehung, Ferrum phosphoricum (Nr. 3) zu den roten.

Mangel an Silicea äußert sich bei Menschen in einer sowohl widerspenstigen als auch gehemmten Psyche. Im Verdauungstrakt: Gasansammlungen im Bauch, muskuläre und enzymatische Schwäche, unregelmäßiger Stuhlgang mit Neigung zu Verstopfung, Leberzirrhose.

Bei der Muskulatur: Schlaffheit durch Ernährungsstörungen, Leistungsschwäche, Bänderschwäche (z. B. Gebärmuttersenkung), schwache Halsmuskulatur, Einknicken der Knie, Umknicken der Füße, Hautjucken ohne äußere Erscheinungen, frühe Faltenbildung, trockene dünne Haut, Wunden heilen schlecht und eitern schnell, Beingeschwür („offenes Bein"), Schweißneigung, Wachstumsstörungen und Brüchigkeit von Haaren und Nägeln; vorzeitiges Altern. Salz Nr. 11 gilt als das „Verjüngungsmittel der Biochemie". Bei chronischen Entzündungen mit Eiterungsfolgen, geschwollenen Lymphdrüsen, besonders kleineren tastbaren Verhärtungen.

Anwendung

Silica wird angewendet bei starker Schweißbildung, bei Furunkeln, Fisteln, Drüsenvereiterungen, Arterienverkalkung, Zahngeschwüren, Gerstenkorn, Überbein, Hautjucken, welker und schlaffer Haut, Haarausfall, brüchigen Nägeln, Hühneraugen; bei Gichtknoten oder Gelenkablagerungen, Gelenk- und Sehnenerkrankungen, Störung der Knochenbildung, Nierensteinen, Nierengrieß; Wunden, die schnell eitern; bei Neigung zu Blutergüssen.

Salz Nr. 11 gilt als wichtiges Mittel für die neurovegetative Stabilität. Mangelzeichen: übermäßige Empfindlichkeit gegenüber Licht und Geräuschen, starke Schreckhaftigkeit; ängstliche Kinder, die sich gerne hinter dem „Rockzipfel" der Mutter verstecken.

Kinder, die sich nur zögerlich entwickeln, sollten Silica über einen längeren Zeitraum (jahrelang) bekommen. Zur Entwicklung von Zähnen und Knochen oder zur Heilung von Knochenbrüchen. Salz Nr. 11 ist ein hervorragendes Mittel während Schwangerschaft und Stillzeit. Beste Einnahmezeit: abends.

Einflüsse auf die Wirkung

→ Verschlechterung bei Witterungswechsel, kaltem Luftzug, bei Bewegung, nach geistiger und körperlicher Anstrengung; abends, nachts, bei Neumond

→ Verbesserung durch Wärme, warmes, trockenes Wetter, an der See

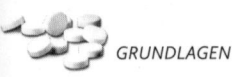

Nr. 12 Calcium sulfuricum (CaSO₄ · 2 H₂O)

Das Salz für die Gelenke
Regelpotenz: D6

Schwefelsaures Calcium ist eines der wichtigsten Reinigungs- und Regenerationsmittel. Schüßler selbst hat in den letzten Jahren seines Lebens Salz Nr. 12 aufgrund theoretischer Überlegungen nicht mehr verwendet. Heute hat es sich in der biochemischen Praxis einen festen Platz erobert.

Das Mineral kommt in der Galle und in der Leber vor. Es klärt die Lymphe, unterstützt die Ausscheidung der Abbauprodukte und vermindert die Ablagerung schädlicher Stoffe im Organismus. Calcium sulfuricum hat eine besondere Wirkung auf die Haut, die Schleimhäute und die Drüsen. Es übt eine entzündungshemmende, lösende, ausscheidende und reinigende Wirkung auf die Schleimhäute aus. Wie Silicea (Nr. 11) ist es ein Mittel bei allen eitrigen Prozessen, darf aber erst eingesetzt werden, wenn ein Abfluss möglich ist. Es fördert die Neubildung von Zellen und damit die rasche Heilung. Es regt den Stoffwechsel an und unterstützt die Blutgerinnung.

Mangel an Calcium sulfuricum zeigt sich in Abszessen, Eiterungsfisteln und Eiterungsprozessen aller Art, ganz gleichgültig, wo diese ihren Sitz haben. Zu den Mangelzeichen gehören: im HNO-Bereich eitrige Mandelentzündung, Mittelohreiterungen, eitrige Nasennebenhöhlenentzündung; starke Schleimhautkatarrhe mit lockerem oder festem Sekret; chronisch-rheumatische Erkrankungen, Wachstumsstörungen der Knochen.

Anwendung

Als Bindegewebsmittel und durch seine hohe Verbundenheit zu Knochen und Knorpeln ist es bei allen Arten von Rheumatismus, Gicht und sonstigen Weichteil- und Gelenkerkrankungen angesagt. Auch bei chronischen Eiterungen und bei fokal bedingtem Rheuma mit Herden im HNO-Bereich (vorsichtige Dosierung, da es Eiterherde aufflackern lässt!). Da es schleimlösend und ausscheidungsfördernd wirkt, findet Calcium sulfuricum Anwendung unter anderem bei Stockschnupfen, eitriger Mandel-, Hals- und Mittelohrentzündung, chronischer Bronchitis, Abszessen, Eiterfisteln, Afterfisteln, bei Blasen- und Nierenentzündungen, Rachitis. Bei Altersflecken im Wechsel mit Kalium sulfuricum (Nr. 6) anwenden; bei chronischem, nicht zu beherrschendem Durchfall zusammen mit Ferrum phosphoricum (Nr. 3).

Bei allen inneren und äußeren Blutungen. Zum Aufbau von Binde- und Stützgewebe zusammen mit Silicea (Nr. 11). Bei Unfruchtbarkeit der Frauen.

Einflüsse auf die Wirkung
→ Verschlechterung bei Wärme, Witterungswechsel, bei Arbeiten in und am Wasser
→ Besserung durch Trockenheit und Wärme

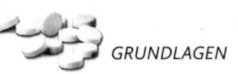

Die zwölf Schüßler-Salben

Die biochemischen Salben sind nicht so bekannt und werden, entsprechend den Anwendungsgebieten der Mineralsalztabletten, hauptsächlich bei Muskel-, Gelenk-, Haut- und Knochenerkrankungen eingesetzt. Durch die Reflexzonentherapie wissen wir, dass über die Haut innere Organe beeinflusst werden können.

Da Dr. Schüßler selbst im Laufe seines Lebens mit dem Mineralsalz Calcium sulfuricum (Nr. 12) nicht gearbeitet hat, wurde die Salbe Nr. 12 ursprünglich nicht hergestellt. Einige Hersteller bieten sie inzwischen jedoch an. Salben können jederzeit parallel zu den Tabletten verwendet werden.

Anwendungsempfehlungen

Zur Anwendung wird ein Salbenstrang von 1–3 Zentimetern aus der Tube gedrückt und damit die betroffene Stelle eingerieben. Die gewählte Salbe kann auch für Massagen bzw. für einen Salbenumschlag über Nacht verwendet werden. (Achtung: Über Krampfadern darf nur leicht eingeklopft werden!)

Die Häufigkeit der Anwendung sollte auf jeden Fall individuell angepasst werden. Es gilt bei der Salbenanwendung der Grundsatz: bei chronischen Krankheiten wenige Gaben, bei akuten Krankheiten häufige Gaben.

→ In akuten Fällen: Stündlich einreiben! Sind mehrere Salben im Wechsel angezeigt, wird stündlich gewechselt.

→ In chronischen Fällen: Dreimal täglich einreiben! Sind mehrere Salben im Wechsel angezeigt, wird täglich gewechselt.

Salbe Nr. 1

Als Massagemittel bei Erschlaffung der elastischen Gewebe, bei Verhärtungen der Haut zur Wiederherstellung der Elastizität, bei Hornhautbildung, Rissen und Schrunden, zur Vorbeugung gegen Schwangerschaftsstreifen, bei Nagelverwachsungen, Krampfadern, Hämorrhoiden und allgemeiner Bänderschwäche.

Salbe Nr. 2

Als Hilfsmittel zur Kräftigungsmassage bei chronischen Leiden aller Art, besonders bei Knochenschwäche der Kinder, bei Knochenschmerzen in Wachstumsschüben. Sie hilft zudem bei chronischen Ekzemen mit weiß-gelblicher Absonderung, bei Taubheitsgefühl, Kribbeln und Verspannungen.

Salbe Nr. 3

Als Wundsalbe bei frischen und entzündlichen Verletzungen, Quetschungen und Verstauchungen. Gutes Massagemittel bei kalten Füßen. Hilft auch bei einem wunden Baby-Popo.

Salbe Nr. 4

Für die zweite Entzündungsstufe, für Verletzungen mit nachfolgender Schwellung, trockene Hautausschläge wie Kopfschuppen und Schuppenflechte, auch Warzen; Mumps, Sehnenscheidenentzündung, Wangenschwellung durch

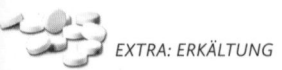

ERKÄLTUNG

Wenn der Hals kratzt, die Nase läuft und der Husten sich ankündigt, wird es allerhöchste Zeit zu handeln, um den ungeliebten Begleiter der dunklen Jahreszeit nicht über Wochen mitzuschleppen. Was tun bei Husten, Halsweh, Kopfweh, Schnupfen und Co.?

→ *Ausreichend Schlaf, Bewegung und eine ausgewogene Ernährung sind das A und O, um gesund zu bleiben. Hat's einen aber erst einmal erwischt, gilt: viel Vitamin C und Zink. Vitamin C macht sogenannte freie Radikale unschädlich und sorgt so dafür, dass wir wieder fit werden. Zink stärkt das Immunsystem, wirkt antiviral und antioxidativ.*

→ *Der Körper braucht, besonders in Zeiten einer Erkältung, viel Flüssigkeit – mind. 2 Liter täglich –, um die Schleimhäute feucht und somit abwehrstark zu halten und Gifte ausschwemmen zu können.*

Erkältungstee nach Apotheker Pawlow

20 g Hagebutten mit Kernen
14 g Holunderblüten
14 g Kamillenblüten
14 g Lindenblüten
11 g Brombeerblätter
5 g Hibiskusblüten
10 g Weidenrinde

3 Teelöffel der Mischung mit ¼ Liter siedendem Wasser übergießen und 5 Minuten lang zugedeckt ziehen lassen. Süßen mit Ahornsirup ist zu empfehlen.

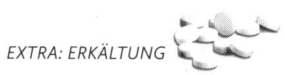
→ Ein Erkältungsbad (etwa 38 °C) – höchstens 15–20 Minuten und anschließend unbedingt ruhen – regt die Durchblutung an, wirkt schleimlösend und entspannend.

→ Inhalationen mit Kamille oder Meersalz beruhigen die Schleimhäute, wirken abschwellend und schleimlösend.

→ Ein Halswickel mit warmem Obstessigwasser, warmem Quark oder warmen Kartoffeln ist jederzeit hilfreich.

Behandlung mit Schüßler-Salzen

Bei einer ausgebrochenen Erkältung kann man nichts Besseres tun, als alle 10 Minuten 1 Tab. Nr. 3 Ferrum phos. D12 zu lutschen. Nr. 5 Kalium phos. D6 (das Antibiotikum der Biochemie) zur Unterstützung alle ½ Stunde 1 Tab. hinzunehmen.

Je nach Konstitution können auch Nr. 9 Natrium phos. D6 und Nr. 11 Silicea D12, jeweils im Wechsel gegeben, infrage kommen. Wer an immer wiederkehrenden Erkältungen leidet, sollte sein Immunsystem auf Vordermann bringen und nachhaltig stärken. Hier wird in erster Linie Nr. 9 Natrium phos. D6 und Nr. 11 Silicea D12 zu berücksichtigen sein.

Zusätzliche Therapie

Nr. 4 Kalium chlor. D6 bei fadenziehendem, klebenden Schleim oder bei Mandelentzündung mit Schwellung, Nr. 6 Kalium sulf. D6 bei gelblichem Schleim alle ½ Stunde 1 Tab. lutschen.

Bei Fließschnupfen, Niesen und tränenden Augen zu Beginn alle 15 Minuten 1 Tab. Nr. 8 Natrium Chlor. D6 einnehmen oder eine „Heiße 8" mit 5 Tab. innerhalb von 30–45 Minuten kauend trinken.

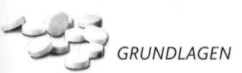

Zahnschmerzen. Bei Husten mit zähem Auswurf die Salbe auf Brust und Rücken aufbringen. Bei Schwellung nach Insektenstichen.

Salbe Nr. 5

Zur Massage bei Nervenschmerzen, Ischias, als Heilsalbe bei Beingeschwüren und hartnäckigen Wunden mit gelbschleimigen Absonderungen und hat sich bewährt als Herz- und Nervensalbe. Zur Entspannung auf den Solarplexus auftragen.

Salbe Nr. 6

Bei Hautjucken und Hautschuppen, bei Neurodermitis, Schuppenflechte, anderen Oberhautveränderungen, bei wandernden Rheumaschmerzen. Bei hartnäckigem Husten mit ockergelbem Auswurf auf Brust und Rücken auftragen, bei entsprechendem Schnupfen in die Nase einreiben. Zur Anwendung bei Leberbeschwerden die Lebergegend unter dem rechten Rippenbogen einreiben.

Salbe Nr. 7

Zur Einreibung bei reißenden, schießenden Schmerzen, bei Krampfzuständen und Durchblutungsstörungen infolge Verkrampfung, bei nächtlichen Armschmerzen. Viele Hauterkrankungen benötigen Salbe Nr. 7 zur Beruhigung des Hautausschlages.

Salbe Nr. 8

Bei wässrigen Absonderungen der Haut, Brandwunden, Insektenstichen, nässenden Unterschenkelgeschwüren, Einrissen der Mundwinkel sowie bei Ergüssen und teigigen Schwellungen im Bereich größerer Gelenke. Bei trockenen Ausschlägen mit weißen Schuppen, Afterfissuren, Hautpilzerkrankungen.

Salbe Nr. 9

Als Drüsensalbe bei Lymphdrüsenschwellung mit weichen, also nicht verhärteten Knoten. Besonders wirkungsvoll bei fettiger, großporiger Haut (wie Orangenschalen), gegen Mitesser und Pickel. Eignet sich ebenfalls zur leichten Massage bei Gelenkschmerzen. Bei Druckgefühl in der Lebergegend.

Salbe Nr. 10

Geeignet als Salbenverband bei nässenden Ekzemen und Flechten. Bei Hautpilzerkrankungen und Hühneraugen. Bei Frostbeulen: Nach dem Waschen sorgfältig abtrocknen und unter leichtem Reiben auftragen, besonders zur Nacht. Zur Leberentgiftung im Leberbereich auftragen.

Salbe Nr. 11

Sie fördert die Ausreifung von entzündlichen Eiterungen, Geschwüren, Karbunkeln, Nagelgeschwüren und Fisteln. Nähr-

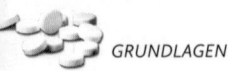

creme bei trockener Haut und Faltenbildung. Bei Knirschen in der Halswirbelsäule, bei Fußschweiß und Zwischenzehenpilz.

Salbe Nr. 12

Sie findet Anwendung bei allen rheumatischen Gelenkbeschwerden und Lymphknotenentzündungen (zum Arzt!). Bei Eiterungen mit Abflussmöglichkeit (Öffnung vorhanden) um den Entzündungsherd herum auftragen.

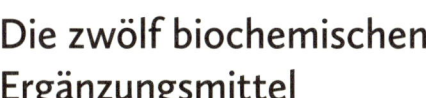
Die zwölf biochemischen Ergänzungsmittel

Nach dem Tod von Dr. Wilhelm Schüßler wurde dessen Mineralstofflehre weiterentwickelt. So wurden weitere Stoffe gefunden, die zum dauernden Bestand des Körpers gehören und deshalb im Laufe der Entwicklung als sogenannte Ergänzungsmittel (Ergänzungssalze) in die biochemische Therapie eingeführt wurden.

Sie bieten eine wertvolle Hilfe und werden ergänzend zu den klassischen biochemischen Mineralsalzen eingesetzt.

Aus meiner Erfahrung erweist sich die Anwendung der zwölf Schüßler'schen Mineralsalze als ausreichend. Die Ergänzungssalze stellen jedoch eine wertvolle Unterstützung dar, wenn unter der bisherigen Behandlung mit den Mineralsalzen Nr. 1 bis Nr. 12 keine entscheidende Besserung im Befinden eingetreten ist.

Die biochemischen Ergänzungsmittel Nr. 13 bis Nr. 24 werden in der Potenz D 6 angewendet (Ausnahme: Nr. 19 in D 12).

Nr. 13 Kalium arsenicosum D 6 (Kaliumarsenit)
Schwerpunkt: Haut, Schwächezustände, Abmagerung

Kalium arsenicosum unterstützt die Funktion von Haut, Schleimhäuten, der Atmungsorgane und Nerven. Mangel kann zu chronischen Hauterkrankungen mit quälendem Juckreiz und zu schwer behandelbaren Hautleiden sowie zu einer Schwächung des gesamten Nervensystems führen.

Verteilungsstörungen können Irritationen am Herzen, wie z. B. Herzklopfen mit Bangigkeit, verursachen. Im Verdauungs-

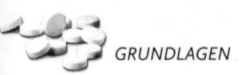

trakt äußern sie sich z. B. als Magenkrämpfe, Blähungen, Schleimhautentzündungen vom Magen bis zum Enddarm. Diese können sich auch als brennende Schmerzen am After zeigen, an den Nieren als chronische Nephritis, mit Ödemneigung bis hin zu einer Schrumpfniere; außerdem als Albuminurie (Eiweiß im Urin). Bei einer behandlungsbedürftigen Anämie ist neben Calcium phosphoricum (Nr. 2), Ferrum phosphoricum (Nr. 3), Natrium chloratum (Nr. 8) und Manganum sulfuricum (Nr. 17) auch an dieses Mineralsalz zu denken.

Salz Nr. 13 ist angezeigt, wenn sich rheumatische Schmerzen, Ischialgien und Gicht bei Wetterwechsel verschlimmern. Beschwerden verschlechtern sich während der Menstruation und bei Wärme (wie z. B. bei heißer Wärmflasche), Besserung tritt durch mäßige Wärme (z. B. Wollschal) ein.

Arsen, das in der Natur als Spurenelement vorkommt, wirkt in dieser sehr geringen Dosis nicht gesundheitsschädigend.

Kalium arsenicosum schützt vor Degeneration, weil es die Zellkraft erhält und damit Haut, Nieren, Schleimhäute und Nerven vor Zerfall bewahrt.

Nr. 14 Kalium bromatum D 6 (Kaliumbromid)
Schwerpunkt: Haut- und Nervensystem, Beruhigungsmittel

Kalium bromatum finden wir in sehr geringen Mengen im Körper und dort nur in den innersekretorischen Drüsen.

Verordnet wird Salz Nr. 14 bei Drüsenstörungen, besonders der Schilddrüse, wenn Kropfleiden, Überfunktion oder Basedow vorliegen.

Nerven-, Gehirn- und Rückenmarksleiden werden durch dieses Mineralsalz positiv beeinflusst.

Es wirkt als Beruhigungs- und Einschlafhilfe, wenn bei Betroffenen der Verlust des Tag-Nacht-Rhythmus verloren gegangen ist, z. B. bei Schichtarbeitern. Besonders zu empfehlen für Kinder: 2–3 Tab. in Potenz D 6 ca. 15 Minuten vor dem Schlafengehen. Kann problemlos wiederholt werden.

Die entzündungshemmende Wirkung von Salz Nr. 14 machen wir uns im Hals-Nasen-Ohren-Bereich bei allen Entzündungen zunutze. Ebenfalls im Hautbereich, wie z. B. bei der Pubertätsakne, Furunkulose, und bei den Atemwegen, z. B. bei nervösem Asthma, bei Hustenreiz. Auch bei Darmkatarrhen, vermehrtem Speichelfluss und Entzündungen im Verdauungstrakt.

Seine Wirkung entfaltet sich am besten in Kombination mit anderen Salzen: Calcium phos. (Nr. 2), Kalium chlor. (Nr. 4), Magnesium phos. (Nr. 7) und Silicea (Nr. 11). Alle Beschwerden verschlechtern sich bei mangelnder Bewegung und bessern sich bei Bewegung und im Freien.

Kalium bromatum wirkt ausgleichend auf das sensible/vegetative Nervensystem. Durch seinen Einfluss auf das Lymphsystem werden die Schleimhäute entlastet.

Nr. 15 Kalium jodatum (Kaliumjodid)
Schwerpunkt: Schilddrüse

Kalium jodatum ist in der Biochemie das wichtigste Schilddrüsenmittel. In geringen Mengen kommt es auch in Drüsen wie Prostata, Lymphdrüsen, Eierstöcken und weiteren inneren Organen vor.

Es hilft Menschen, die unruhig, bösartig, rachsüchtig sind; v. a. ältere Menschen profitieren von diesem Salz. Bei Wal-

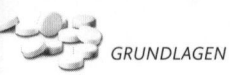

lungen zum Kopf mit pochenden Kopfschmerzen, wässrigem Schnupfen, Erkältungskrankheiten, nicht hörsturzbedingten Ohrgeräuschen und Heuschnupfen ist es das Mittel der besten Wahl.

Wichtige Anwendungsgebiete sind: Störungen der Schilddrüse, bei Überfunktion (z. B. bei beschleunigtem Herzschlag, innerer Unruhe, erhöhtem Blutdruck) in der Potenz D 6, bei Unterfunktion (zeigt sich durch niedrigen Blutdruck, Herzschwäche, Entwicklungsstörungen des Gehirns, des Wachstums, der Gefühle) in der Potenz D 4 neben der notwendigen ärztlichen Betreuung.

Eine gute Kombinationsmöglichkeit bietet sich im Wechsel mit Salz Nr. 14 und etwaiger weiterer Mittel bei Überfunktion der Schilddrüse.

Bluthochdruck, Klopfschmerzen am Herzen und Arteriosklerose lassen sich gut beeinflussen, ebenfalls allergisch bedingtes Asthma. Bei Blähungen, hervorgerufen durch kalte Speisen und Getränke, bei Durchfall, rheumatischen Gelenkanschwellungen, bei Arthrose und entzündlichen Gelenkserkrankungen, bei chronischen Entzündungen der Haut und Schleimhäute ist dieses Salz eine wertvolle Hilfe. Es stärkt zudem die Immunabwehr und wirkt einer Fettsucht entgegen.

Kalium jodatum ist angezeigt, wenn sich die Beschwerden durch Kälte und Nässe und kalte Luft verschlimmern. Besserung bei Bewegung.

Kalium jodatum als Resorptionsmittel wirkt auf wässrige Schwellungen und Entzündungen, auf Katarrhe mit scharfen Sekreten und bei verengten und verhärteten Gefäßen (Arteriosklerose) insofern positiv, indem es Flüssigkeit entzieht.

Nr. 16 Lithium chloratum D 6 (Lithiumchlorid)

Schwerpunkt: gichtisch-rheumatische Erkrankungen, Harnsäureablagerungen, schwere nervliche Belastungen

Lithium chloratum findet sich im menschlichen Körper nur in sehr geringen Mengen. Vorzugsweise wird es bei gichtig-rheumatischen Erkrankungen, bei allgemeiner Erschöpfung und schweren nervlichen Belastungen, Katarrhen und Entzündungen der Harnorgane eingesetzt.

In der Psyche äußert sich die Verteilungsstörung als depressive oder manisch-depressive Verstimmungen, Neigung zur Abmagerung. In der Geriatrie sind die Hauptsymptome verbunden mit schlechtem Allgemeinbefinden, Angst, Unruhe, Schlafstörungen und Tagesmüdigkeit.

Verhärtung und Verdickung von Gewebe und Gewebeschwund (nach Kortisongabe) können günstig beeinflusst werden.

Magenerkrankungen, die durch Säure hervorgerufen werden, kolikartige Magen-Darm-Beschwerden mit Blähungen und Windverhalten werden mit Salz Nr. 16 verbessert.

Ganz besonders bei Kindern nach Angst oder Stresssituationen.

Einzusetzen ist es auch bei Nierenleiden, Entzündungen der ableitenden Harnwege, besonders bei Neigung zu Übersäuerung. Zur Auflösung von Harnsteinen aus Uraten und Calciumoxalaten.

Alle Beschwerden verschlechtern sich durch warme Kleidung und in warmen Räumen, bei feuchtem Wetter und nachts.

Lithium chloratum wirkt gegen depressive Verstimmungen, hervorgerufen durch Übersäuerung, und fördert den Eiweißstoffwechsel.

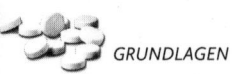

Nr. 17 Manganum sulfuricum D6 (Mangansulfat)

Schwerpunkt: Förderung der Aufnahme von Eisen im Körper

Manganum sulfuricum ist ein essenzielles Spurenelement und dient als Co-Faktor, deshalb ist es an vielen Stoffwechselprozessen beteiligt. Eine große Rolle kommt ihm bei der Entwicklung unseres Skeletts und unserer Keimdrüsen, bei der Vitamin B1-Verwertung und beim Eiweiß-Kohlenhydrat- und Fettstoffwechsel (Cholesterin) zu. Ein Mangel kann zu Sterilität, Anämie, Kehlkopfkatarrhen mit gelblich-grünlichem Auswurf, Knochenwachstumsstörungen, Knochenfehlbildungen und zu Störungen des Bewegungsapparates führen. Diese äußern sich durch z. B. nächtlich wandernde Gliederschmerzen, besonders am Schienbein und an der Ferse, morgens durch Steifheit der Muskeln und Sehnen.

Unterstützt bei Nervenschwäche, Neuralgien, Störungen im Zentralnervensystem (z. B. Parkinson, MS, Gabe in Potenz D4 – zusätzlich zur schulmedizinischen Behandlung), Lernstörungen, Depressionen, „Ameisen-Laufen".

Manganum wirkt ähnlich bei anämischen Zuständen wie Eisen und Kupfer, es fördert die Oxidationsvorgänge, stärkt die Blutgefäße bei Blutstau, regt die Blutneubildung an (rote Blutkörperchen) und senkt – wie neueste Forschungen zeigen – bei jugendlichem Diabetes den Blutzucker.

Bei Menschen mit Abwehrschwäche (z. B. schlecht heilenden Wunden und bei Allergiebereitschaft, wie Heuschnupfen) findet Salz Nr. 17 einen guten Resonanzboden.

Alle Beschwerden verschlechtern sich bei Wetterwechsel, durch nasskaltes Wetter und nachts.

Manganum sulfuricum fördert die sauerstoffabhängigen Prozesse und wirkt auf die Blutbildung und -verteilung.

Nr. 18 Calcium sulfuratum Hahnemanni D 6 (Calciumsulfid)

Schwerpunkt: Erschöpfungszustände mit Gewichtsverlust

Calcium sulfuratum darf nicht mit Calcium sulfuricum (Nr. 12) verwechselt werden. Es wirkt besser als Schwefelpräparate. Schwefel dient als Drahtbesen der Zelle und hat somit einen starken Reinigungscharakter mit Schlepperfunktion zu den Ausscheidungsorganen. Sulfid-Ionen regen Reinigungs- und Ausscheidungsvorgänge im Körper an. Es wirkt bei der Energiegewinnung und unterstützend bei Reparaturaufgaben an den Gelenken. Manganum sulf. (Nr. 17) und Natrium phos. (Nr. 9) unterstützen dieses Mineralsalz.

Salz Nr. 18 hilft bei Nervenschwäche (z. B. durch Nachtarbeit oder Unterernährung), Parästhesien und ZNS-Reizung. Erhöhte Säurebildung verursacht eine Reizung der Gehirnnerven und führt zu einer Erschlaffung am Gefäßnervensystem. Durch erhöhte Säurebildung reagieren Leber, Bauchspeicheldrüse (auch bei Diabetes mellitus) und Muskulatur mit einer verstärkten Reizantwort, die sich in einer vermehrten Ausscheidung von Calciumsalzen durch den Harn zeigt. Folge: Es kommt zu Verteilungsstörungen bis hin zum Mangel.

Ein großes Einsatzgebiet finden wir an der Haut, an den Schleimhäuten, an den Verdauungsdrüsen und an den Muskeln und Gefäßen. In der Kinderheilkunde wirkt Salz Nr. 18 bei Infektanfälligkeit, Abnahme der Widerstandskräfte und bei Bronchitis zur Regulierung der Sekretausscheidung.

Alle Beschwerden sind begleitet von übermäßigem Durst und Müdigkeit. Vermehrtes Verlangen nach Essen.

Calcium sulfuratum hilft, Übersäuerungszustände zu mildern, und fördert den Glukoseeinbau in den Zellen.

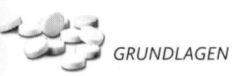

Nr. 19 Cuprum arsenicosum D12 (Kupferarsenit)

Schwerpunkt: kolikartige Schmerzen, Nierenleiden, Nerven-umstimmungsmittel

Kupfer ist ein lebenswichtiges Spurenelement und dadurch wichtiger Bestandteil verschiedener Enzyme, die sich am Sauerstofftransport beteiligen.

Cuprum arsenicosum beeinflusst deshalb die Hämoglobin-bildung, das Zellwachstum und die Bildung roter Blutkörper-chen aus dem Knochenmark. Es wirkt wie ein Biokatalysator und übt deshalb einen positiven Effekt auf infektiöse und ent-zündliche Krankheiten wie Reizungen und Absonderungen von zellhaltigen Flüssigkeiten (Exsudat) an den Schleimhäu-ten und an der Haut aus.

Der Kupferspiegel erhöht sich bei Psychosen, Schizophre-nie, Paranoia und Depressionen. Ein Zusammenhang zwi-schen Kupferbelastung und psychischen Erkrankungen wird diskutiert.

An Blutgefäßen führt ein Mangel zu Anämie, Gefäßspas-men (z.B. Morbus Raynaud), Durchblutungsstörungen und Thrombose. Wir setzen es bevorzugt bei Krämpfen des Magen-Darm-Traktes und bei Nieren- und Gallenkoliken ein. Waden-krämpfe, die sich durch die Gabe der „Heißen 7" nicht lösen, können zusätzlich mit Salz Nr. 19 behandelt werden. Leberent-zündungen, Leberbeschwerden, Übelkeit und Kopfschmerzen, krampfartige brennende Schmerzen mit Zucken der Beine und chronische Nierenleiden sind Einsatzmöglichkeiten. Bei krampfartigem Schwangerschaftserbrechen empfiehlt es sich, der „Heißen 7" 3 Tab. des Salzes Nr. 19 hinzuzufügen.

Arsen ist ein wichtiges Spurenelement, das auf alle Kör-perzellen Einfluss ausübt. In Spuren (wie bei biochemischen Mineralsalzen üblich) unterstützt es physiologische Prozesse.

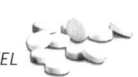

Alle Beschwerden wie Nervenschmerzen, Ischialgien verschlimmern sich durch Stillliegen. Das Trinken von kaltem Wasser lindert die Beschwerden.

Salz Nr. 19 übt einen günstigen Einfluss auf die Behandlung von Eisenmangelanämien aus.

Nr. 20 Kalium Aluminium sulfuricum D 6 (Kaliumaluminiumsulfat, Alaun)

Schwerpunkt: Blähungskoliken, belastetes Nervensystem

Salz Nr. 20 unterstützt das zentrale und periphere Nervensystem, insbesondere aber das vegetative Nervensystem. Seine bevorzugten Einsatzgebiete sind deshalb der Schwindel besonders in Rückenlage, Sensibilitätsstörungen, „Ameisenlaufen", das Gefühl von „Spinnweben im Gesicht", Erschöpfungszustände und Altersjucken.

Bei den Verdauungsorganen finden wir auf der einen Seite die Darm- und Blähungskoliken, auf der anderen Seite besteht auch die Möglichkeit der atonischen Obstipation (langsam arbeitender Darm), verbunden mit Blähungen, wenig bis gar keinem Stuhlgang oder Hämorrhoiden, die durch venöse Stauungen im Venensystem hervorgerufen werden.

Atemwegserkrankungen zeigen sich als Katarrhe mit gelbschleimigen Absonderungen, als trockener Husten – besonders im Winter – und bei älteren Menschen als Asthma bronchiale mit zähem Auswurf.

Der Bewegungsapparat zeichnet sich durch Gangunsicherheit und zittrige Schwäche der Beine aus.

Essigsaure Tonerde wird äußerlich und innerlich bei Erkrankungen mit Schwellungen wie z. B. Insektenstichen,

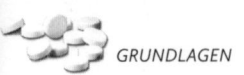

Gelenkergüssen und dergleichen in der Volksheilkunde traditionell angewendet.

Salz Nr. 20 kann bei Nervenschwäche mit Kalium phos. (Nr. 5), bei Schweiß mit Calcium phos. (Nr. 2) (besonders Nachtschweiß) oder Silicea (Nr. 11) (besonders Fußschweiß) kombiniert werden; zur Förderung des Klärstroms auch mit Natrium sulf. (Nr. 10).

Besserungen der Beschwerden finden im Allgemeinen durch Wärme und im Sommer statt. Große Kälteempfindlichkeit.

Kalium Aluminium sulfuricum reguliert die Membrandurchlässigkeit und schützt vor Mineral- und Wasserverlust. Es beeinflusst Oxidations- und Reduktionsprozesse.

Nr. 21 Zincum chloratum D6 (Zinkchlorid)

Schwerpunkt: belasteter Stoffwechsel, Menstruationsbeschwerden, Nervenberuhigungs- und Schmerzmittel, Immunsystem

Zincum chloratum gilt als ein sehr wichtiges Spurenelement, das Bestandteil der Zellen und der Immunabwehr ist. Weiterhin ein Bestandteil von Enzymen und Gewebesäften und als Oxidationskatalysator ein hervorragendes Nervenberuhigungs- und Schmerzlinderungsmittel, besonders bei Neuralgien und reizbaren Zuständen des Nervensystems (z. B. Lichtsehen, Augenmigräne, Tränen der Augen), Nervenschwäche, Hirnreizung und Krämpfen, Schwindel, „Restless Legs" (unruhige Beine), Rückenschmerzen, Kopfschmerzen, Gesichtslähmung (Fazialislähmung) und MS.

Beim Aufbau von Enzymen wird Zink benötigt. Es übt einen wichtigen Einfluss auf die Bildung der Antikörper

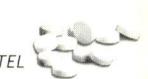

(Phagozytose) aus. Äußerlich angewandt beschleunigt es die Wundheilung durch hemmenden Einfluss auf das Bakterienwachstum. Hormone (Mangel äußert sich durch PMS-Beschwerden, Wechseljahresbeschwerden, Magersucht), Knorpel und Knochen werden beeinflusst.

Mangel führt zu Störungen der Verdauungsenzymbildung, zur Störung der Insulinbildung in der Bauchspeicheldrüse, zu Hauterkrankungen und zur Verschlechterung der Vitamin-A-Verwertung im Körper. Zinkmangel bei erhöhtem Verlust, ausgelöst durch Darmerkrankungen oder eine gestörte Aufnahme über Schleimhäute, führt zu: Wachstumsverzögerungen bei Kindern, Unfruchtbarkeit, Störungen der Wundheilung, Abwehrschwäche, Depressionen, Haarausfall.

Krankheiten erfahren Besserung im Freien und durch Bewegung. Verschlimmerung besonders nach Reizmittelmissbrauch und Weingenuss, bei ruhigem Sitzen.

Zincum chloratum in seiner Funktion als Oxidations-Katalysator wirkt v. a. auf das zentrale und vegetative Nervensystem.

Nr. 22 Calcium carbonicum Hahnemanni D6 (Calciumcarbonat)

Schwerpunkt: Erschöpfungszustände, frühzeitiges Altern, Kindermittel

Calcium carbonicum übt eine außergewöhnliche Anziehungskraft auf den Stoffwechsel aus, indem es z. B. die Ausscheidung intrazellulärer Stoffwechselrückstände begünstigt und entsäuernd auf das humorale Gewebe einwirkt. Es wirkt langsam,

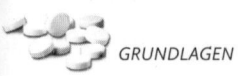

aber sehr nachhaltig und wird in der Kinderheilkunde und gegen frühzeitige Alterungsprozesse, bei Erschöpfungszuständen, nach Krankheiten zur Rekonvaleszenz eingesetzt. Salz Nr. 22 erhöht den Grundumsatz und verbessert die Calcium-Resorption im Darm. Es übt einen Einfluss auf die Erregbarkeit von Nerven und Muskeln (auch Herzmuskel) aus.

Durch Bezug zum Lymphsystem geben wir es gerne bei Erkrankungen, die mit Lymphknotenschwellungen einhergehen, im HNO-Bereich, bei chronischen Schleimhautkatarrhen der Augen, Ohren und Luftwege, bei Allergien.

Mangel zeigt sich durch Unterfunktion an Schild- und Keimdrüsen, Störungen im neurovegetativen Nervensystem, Labilität, Neurasthenie, Parästhäsien, im Bewegungsapparat durch Skoliosen, die Neigung zu Rheuma und Gicht bis hin zur degenerativen Arthrose.

Im Säuglingsalter führt Mangel zu einer verzögerten Entwicklung und zu verspätetem Zahndurchbruch. Häufig haben die betroffenen Kinder feucht-kalte Füße, Lernschwierigkeiten, eventuell verzögertes Wachstum von inneren Organen, z. B. Herz, Keimdrüsen.

Bei Knochenwachstumsstörungen sollte Salz Nr. 22 mit Calcium phos. (Nr. 2) kombiniert werden. Weitere Kombinationsmöglichkeiten mit Calcium fluor. (Nr. 1), Magnesium phos. (Nr. 7) und Silicea (Nr. 11).

Beschwerden verschlimmern sich durch Kälte und Feuchtigkeit, v. a. um den Vollmond. Besserung durch trockene und warme Witterung.

Salz Nr. 22 hat seine spezielle Wirkung durch Reizsetzung im mesenchymalen Grundgewebe. Bei Mangel herrscht im Verdauungstrakt Säure vor, was sich durch saures Aufstoßen und sauren Geschmack äußert.

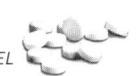

Nr. 23 Natrium bicarbonicum D6 (Natriumbicarbonat, Natron, Natriumhydrogencarbonat)

Schwerpunkt: Säureüberladung, Schlackenausscheidung

Natrium bicarbonicum hat im Organismus die wichtige Aufgabe, das sich ständig bildende Kohlendioxid zu binden und abzutransportieren. Natriumbicarbonat übt einen aktivierenden Einfluss auf den Stoffwechsel, hier insbesondere auf die Ausscheidung von harnpflichtigen Substanzen (Harnsäure) aus; damit wird es zu einem wichtigen Mineralsalz bei allgemeiner Übersäuerung.

Folglich sind alle Krankheiten, die mit einem verminderten Stoffwechsel und einer unvollständigen Ausscheidung von Stoffwechselendprodukten einhergehen, beeinflussbar, z. B. Fettsucht, Diabetes, Rheuma und Gicht. Daher verwenden wir es grundsätzlich bei Harnsäureüberladungen von Blut und Gewebe und bei trägem Stoffwechsel mit ungenügender Entschlackung.

Salz Nr. 23 beruhigt und mildert die krankhaft gereizten, übererregten Magen-Darm-Nerven, weil es hemmend auf die Übersäuerung einwirkt.

Speisesoda/Natron wird in der Volksheilkunde bei Magenübersäuerung und Sodbrennen eingesetzt. Beim Kochen von Linsen und Bohnen hat es die Mutter zugegeben, damit diese uns nicht blähen. Heute erfährt Natriumbicarbonat eine große Wiedergeburt im Wellnessbereich (Entsäuerungs-, Entschlackungsbäder).

Alle Beschwerden gehen mit einer Übersäuerung einher.

Natriumbicarbonat hat die wichtige Aufgabe im Organismus, das sich ständig bildende Kohlendioxid zu binden und abzutransportieren.

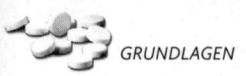
Nr. 24 Arsenum jodatum D6 (Arsentrijodid)

Schwerpunkt: Haut, nässende Ekzeme, jugendliche Akne

Wird Arsenum jodatum in kleinsten Mengen gereicht (wie es natürlicherweise in den Lebensmitteln vorkommt, bei Einnahme max. 4–6 Tab. pro Tag), konzentriert es sich in seiner Wirkbreite auf die serösen Häute der Lunge, der Haut und der Lymphdrüsen. Allergische Reaktionen wie Heuschnupfen, Asthma, Entzündungen am Herzbeutel, am Lungenfell und chronische Sehnenscheidenentzündungen sind ein dankbares Einsatzgebiet für Salz Nr. 24. Organische Arsenverbindungen sind zum Teil wirksame Heilmittel.

Arsenum jodatum, speziell der Jodanteil, hilft der Schilddrüse, das Hormon Thyroxin gleichmäßig aufzubauen. Bei einem Mangel von Thyroxin kann es zu einer Struma bzw. zu einer basedowschen Erkrankung kommen.

Alle Beschwerden verschlimmern sich bei Anstrengungen geistiger und körperlicher Art, während der Menstruation, durch Kälte und durch Föhn.

Die Selbstbehandlung beschränkt sich auf die Potenz D6, tiefere Potenzen sind nur unter fachkundiger Anleitung zu nehmen.

Arsenum jodatum wirkt trotz seines Jodanteiles auf den Stoffwechsel dämpfend und energiesparend. Es saugt Ergüsse auf und wirkt in kleinen Gaben appetitanregend.

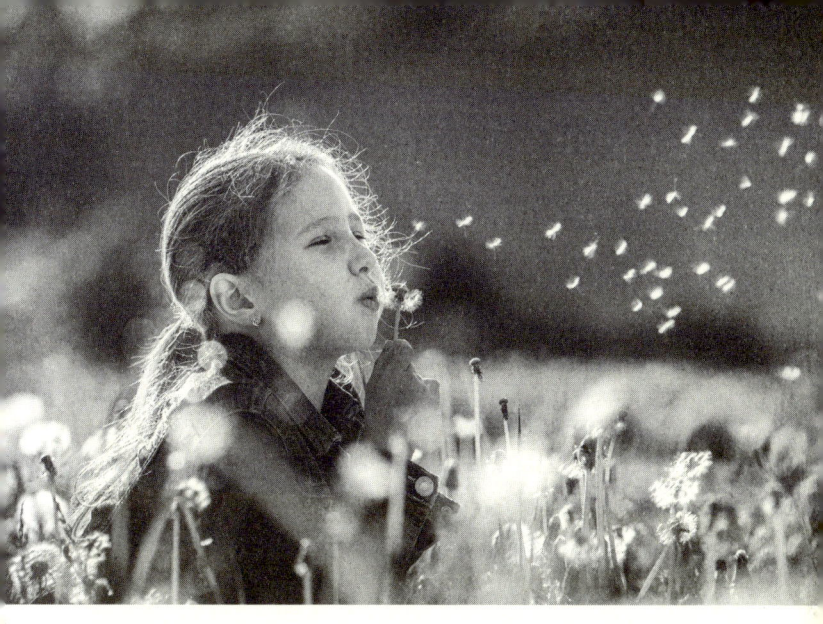

Schüßler-Salze für Kinder

Die Biochemie spielt in der Kinderheilkunde eine wichtige Rolle. Beratung und Aufklärung über eine erfolgreiche und unschädliche Behandlungsform können aus meiner Sicht nicht früh genug beginnen. Zu meinen vornehmlichsten Aufgaben in der Praxis gehört es, Säuglinge und Kinder biochemisch zu begleiten. Ich möchte Ihnen helfen, ihr Abwehrsystem zu stärken, um den starken Belastungen und Herausforderungen des Lebens und der Umwelt gewachsen zu sein. Allerdings will ich hier keine Anweisungen zu Behandlungen von Krankheiten und Leiden geben. Krankenbehandlung überlässt man dem erfahrenen, naturheilkund-

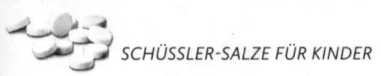

lich behandelnden Heilpraktiker oder Arzt. Ich sehe meine Aufgabe darin, Hinweise zu geben, um die Kinder in ihrer Gesamtheit zu erkennen und das geschwächte, körpereigene Abwehrsystem mit biochemischen Mitteln entsprechend zu kräftigen und zu stärken. Gesunde Ernährung, Wasser, Licht, Luft, Bewegung, Freude, Ruhe, Schlaf und die Förderung der Talente gehören ebenso dazu und sollten auf keinen Fall unberücksichtigt bleiben, damit das Kind sich gut entwickelt.

Häufige Symptome und ihre Behandlung

Unter den folgenden Stichpunkten finden Sie einige häufige Symptome und Kinderkrankheiten sowie die jeweils angezeigte Behandlung mit Schüßler-Mineralsalztabletten. Natürlich können auch alle biochemischen Salben über die Haut unterstützend mit eingesetzt werden.

Blähungen

Ungenügende und schlechte Verdauung bewirkt eine starke Gasentwicklung. Diese Gase suchen einen Ausweg. Blähungen werden auch durch schwer verdauliche Speisen und Süßigkeiten erzeugt. Besonders leicht neigen nervöse Kinder dazu, über den Darm (wird auch als „Bauchhirn" bezeichnet) zu reagieren.

Hauptmittel ist hier Nr. 7 Magnesium phos. – in häufigen Gaben als „Heiße 7" in heißem Wasser aufgelöst (5–10 Tab.). Eventuell die Gabe jede Viertelstunde wiederholen, bis sich die Kolik aufgelöst hat.

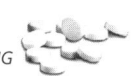

Bei Darmgeräuschen und versetzten Blähungen gibt man Nr. 10 Natrium sulf. (in der heißen Variante, wie die „Heiße 7"). Falls es das Kind zulässt, mit Salbe Nr. 7 eine leichte Bauchmassage durchführen.

Wärmeanwendungen mit Kirschkernkissen (nicht in der Mikrowelle erhitzen!) oder feuchtwarmen Tüchern werden oft gut von den Kindern angenommen.

Brechdurchfall

Erbrechen und trüber, wässriger Durchfall bringen das Kind bald in einen sehr geschwächten Zustand. Der Leib ist aufgetrieben. Die kühle Haut wirkt welk und schlaff. Ärztliche Hilfe einholen!

→ Nr. 8 Natrium chlor. D 6: bei wässrig-schleimigem Stuhl, wundmachend. Häufige Gabe – unter Umständen alle 10 Minuten 1 Tab.

→ Nr. 10 Natrium sulf. D 6: Hauptmittel bei grünlich-wässrigem Stuhl. S. o.

→ Nr. 6 Kalium sulf. D 6: wenn die Stühle faulig stinken. Häufige Gabe alle ½ Stunde 1 Tab.

→ Nr. 9 Natrium phos. D 6: bei vorherrschender Säure. Mehrmals 1 Tab.

→ Nr. 7 Magnesium phos. D 6: mit dem sonst passenden Mittel im Wechsel, wenn gleichzeitig Blähungskolik besteht mit Anziehen der Beine an den Leib. Häufige Gabe oder als „Heiße 7" reichen.

→ Nr. 3 Ferrum phos. D 12: sollte stets sofort gegeben werden, wenn Milch erbrochen wird oder wenn unverdaute Entleerungen mit Fieber auftreten. Häufige Gabe oder als „Heiße 3" reichen.

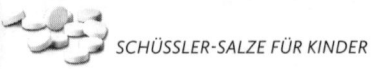

Erkältung

Siehe Extra Erkältung, Behandlung mit Schüßler-Salzen, Seite 67.

Fieber

Fieber ist ein Zustand, der zur Heilung dient und notwendig („um die Not zu wenden") ist. Wir dürfen nicht blindlings jedes Fieber unterdrücken. Bei über 39 °C Fieber, das über mehr als zwei Tage anhält, sollte unbedingt ein Arzt aufgesucht werden (bei Säuglingen und Kleinkindern sofort), um die Ursache abklären zu lassen. Unser Bestreben sollte sein, das Fieber in den richtigen Grenzen zu halten:

→ bei Fieber unter 38,5 °C: Nr. 3 Ferrum phos. D 12 alle 10 Minuten 1 Tab.

→ bei Fieber über 38,5 °C: Nr. 5 Kalium phos. D 6 alle 10 Minuten 1 Tab.

Wenn das Fieber sinkt, gehen Sie nicht auf Nr. 3 Ferrum phos. D 12 zurück, sondern bleiben bei Nr. 5 Kalium phos. D 6. Verlängern Sie die Abstände und geben Sie es noch tagelang weiter. (Salz Nr. 5 wirkt fäulnisverhütend, es ist das Antibiotikum der Biochemie.)

→ Bei Fieber mit grau-weißem Belag der Zunge ist Nr. 4 Kalium chlor. D 6 alle 10 Minuten wechselnd mit Nr. 3 Ferrum phos. D 12 zu geben. Anschließend Nr. 8 Natrium chlor. D 6 6 x tgl. 1 Tab. im Wechsel mit Nr. 2 Calcium phos. D 6 3 x 1 Tab. tgl. (Aufbau, Rekonvaleszenz, Bluterneuerung).

→ Bei Zahnungsfieber ist stündlich 1 Tab. Nr. 3 Ferrum phos. D 12 im Wechsel mit Nr. 11 Silicea D 12 angezeigt.

Halsentzündung

Halsschmerzen, Fieber, trockenes Gefühl im Hals, Rötung, Schwellung des Rachens. Erschwertes Schlucken. In vielen Fällen werden Kinder, die zur Übersäuerung neigen, dafür anfälliger sein.

→ Nr. 3 Ferrum phos. D12 sollte sofort am Anfang alle 15 Minuten gegeben werden und führt häufig allein zum Erfolg. Die Mandeln sind rot und entzündet, beim Schlucken entstehen Schmerzen. Besonders bei schleimigem Auswurf empfiehlt es sich im Wechsel mit Nr. 4 Kalium chlor. D6.

→ Nr. 4 Kalium chlor. D6: wenn sich weißgrauer Belag auf den Mandeln bildet; auch bei chronischem Rachenkatarrh mit weißem, zähem Schleim in den hinteren Nasenöffnungen.

→ Nr. 9 Natrium phos. D6: wenn die Mandeln von Anfang an geschwollen und entzündet sind; mit Nr. 3 Ferrum phos. D12 im Wechsel.

→ Nr. 5 Kalium phos. D6: bei stark vergrößerten und schmerzhaften Mandeln, bei brandiger Mandelentzündung.

→ Nr. 11 Silicea D12: sobald sich ein Abszess auf den Mandeln bildet; nach erfolgtem Durchbruch (dringend zum Arzt!) Nr. 12 Calcium sulf. D6 geben.

→ Nr. 9 Natrium phos. D6 und Nr. 11 Silicea D12: für Kinder, die immer wieder zu Halsentzündungen neigen.

Wichtiger Hinweis bei Halsentzündungen: Bitte lassen Sie keine heiße Zitrone trinken, denn diese zieht die Schleimhäute zusammen; die Erkältung rutscht dann tiefer, unter Umständen bis in die Lunge. Vitamin C aus Sanddorn oder Acerolakirsche kann jederzeit gegeben werden. Halstücher sollten aus reiner Wolle, Baumwolle oder Seide sein, die Farben Grün oder

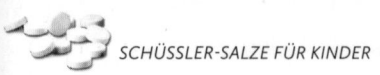

Blau sind zu bevorzugen. Bitte keine Tücher aus Synthetik verwenden; diese laden sich elektrostatisch auf und ziehen damit die Bakterien an. Ein warmer Halswickel (mit Obstessigwasser, Quark oder Kartoffeln oder Retterspitz äußerlich) hilft auch. Entsprechende Schüßler-Salben äußerlich anwenden.

Husten

Husten kann bei verschiedensten Schleimhauterkrankungen auftreten. Deshalb ist die Ursache herauszufinden. Ist das betroffene Organ geheilt, wird auch der Husten verschwinden.

→ Nr. 3 Ferrum phos. D12: wenn Husten schmerzhaft und trocken, kurz und scharf; Husten mit Erbrechen. Es ist das Mittel am Anfang der katarrhalischen Erscheinungen, solange noch kein Auswurf vorhanden ist.

→ Salz Nr. 3 wirkt oft sehr gut mit Nr. 8 Natrium chlor. im Wechsel bei trockenem Husten, vor allem dann, wenn der Hustenreiz sich nach dem Hinlegen am Abend steigert. Häufige Ursache dafür: Das Zäpfchen ist verlängert und übt einen Kitzelreiz beim Hinlegen auf die Rachenschleimhaut aus.

→ Wenn beim Husten (schlimmer in der Ruhelage nachts) durch Nr. 3 Ferrum phos. und Nr. 8 Natrium chlor. keine Linderung eintritt, ist Nr. 7 Magnesium phos. einzusetzen; auch wenn zäher Schleim aus dem Magen hochgewürgt wird. Hervorragend geeignet bei Krampfhusten (als „Heiße 7").

→ Nr. 4 Kalium chlor. D6: wenn Auswurf weiß oder weißgrau und undurchsichtig; zäh und fadenziehend.

→ Nr. 6 Kalium sulf. D6: bei gelbschleimigem Auswurf, wenn Nr. 4 Kalium chlor. nicht genügt. Bei Besserung des Hustens

in freier Luft und bei Verschlechterung in Räumen und am
Abend. Starkes Rasseln auf der Brust, ohne Husten.

→ Nr. 2 Calcium phos. D6: wenn der Auswurf wie ungekoch-
tes Eiweiß aussieht. Setzen wir es als Zwischenmittel ein,
ist es oft sehr wertvoll.

Hyperaktivität/ADHS/ADS/ Konzentrationsstörungen

Hauptmittel bei Hyperaktivität ist Nr. 5 Kalium phos. D6 –
vormittags bis mittags (nicht nach 15 Uhr, da es munter machen kann) 2–3 x 2 Tab. lutschen lassen. Eine heiße Darreichungsform ist jederzeit möglich („Heiße 5"). Die Anzahl der
Schüßler-Salze kann dann je nach Alter auf bis zu 5 Tab. erhöht werden.

Im Wechsel mit Salz Nr. 5 sollte Nr. 7 Magnesium phos. D6
nachmittags gegen 17 Uhr und ca. ½ Stunde vor dem Schlafengehen als „Heiße 7" gegeben werden. Über mehrere Monate konsequent anwenden.

Impfung

Zur Verhütung schädlicher Impffolgen gebe man 3 Wochen
vor der Impfung Nr. 11 Silicea D12 und Nr. 4 Kalium chlor.
D6: Silicea nüchtern und vor dem Schlafengehen, Kalium
chlor. 4 x tgl. je 1 Tab. Nach erfolgter Impfung werden Nr. 5
Kalium phos. D6 und Nr. 4 Kalium chlor. D6 im 2-stündli-
chen Wechsel verabreicht.

Danach sollten 2 x 2 Tab. tgl. im Wechsel noch 6 Wochen
lang weitergegeben werden.

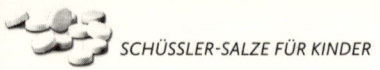

Insektenstiche

Feuchten Sie die Stichstelle sofort an und geben Sie 1 Tab. von Nr. 8 Natrium chlor. als Brei darauf. Das Salz ist gleichzeitig in häufigen Gaben zu lutschen. In dieser Anwendung hat sich ebenfalls Nr. 4 Kalium chlor. bewährt. Auch eine Salbenanwendung von Salz Nr. 8 oder Nr. 4 kann angewendet werden. Gehen Sie im Sommer niemals ohne Mineralsalz Nr. 8 aus dem Haus. Die sofortige Gabe dieses Salzes nach einem Stich wirkt ganz hervorragend.

Kolik

→ Nr. 7 Magnesium phos. D6 ist das Hauptmittel bei allen Koliken krampfartiger Natur. Empfehlenswert als „Heiße 7" bei Blähungskoliken kleiner Kinder mit Anziehen der Beinchen an den Leib.
→ Nr. 10 Natrium sulf. D6: bei Blähungskolik mit Verstopfung.
→ Nr. 5 Kalium phos. D6: bei Kolik der Kleinen nach jedem Milchtrinken, bei Kolik mit nachfolgendem Durchfall.

Wichtige Hinweise bei Koliken bzw. Bauchschmerzen: Legen Sie Ihrem Kind ein Kirschkernkissen auf (bitte nicht in der Mikrowelle aufwärmen!). Massieren Sie leicht den Bauch mit Salbe Nr. 7. Die stillende Mutter achtet auf ihr Essen und vermeidet alles, was beim Säugling Koliken verursachen könnte. Falls die stillende Mutter die Salze einnehmen möchte, so darf sie auf keinen Fall Nr. 10 Natrium sulf. lutschen, denn dieses würde die Milch zum Versiegen bringen – es sei denn, sie wünscht abzustillen.

Mittelohrentzündung

Bei den ersten Entzündungszeichen (ohne Absonderung) sind Nr. 3 Ferrum phos. D12 und Nr. 4 Kalium chlor. D6 zu geben – beide Mittel im Wechsel alle 15 Minuten. Setzt diese Behandlung früh genug ein, wird der Verlauf günstig beeinflusst. Jeweils 1 Tab. alle ¼ bis ½ Stunde.

Sobald das Ohr läuft, sind folgende Mittel zu wählen:

→ Nr. 6 Kalium sulf. D6 bei gelbschleimigem Ausfluss.
→ Nr. 9 Natrium phos. D6 bei honiggelbem, dünneitrigem Ausfluss.
→ Nr. 11 Silicea D12 bei dickeitrigen und gelben Absonderungen.
→ Nr. 5 Kalium phos. D6 bei übel riechendem, wundmachendem Ausfluss.

Schnupfen

Kinder, besonders Säuglinge und Kleinkinder, sind schlimm geplagt, wenn sie einen Schnupfen erleiden. Denn Kinder können bis zu einem gewissen Alter noch nicht schnäuzen. Das Hauptproblem dabei ist, dass das 1. Stadium der Entzündung der Nasenschleimhäute meist übergangen wird oder so kurz ist, dass es quasi nicht in Erscheinung tritt. Damit kommt Nr. 3 Ferrum phos. D12 nicht zum Einsatz. Die Rhinitis geht gleich in das 2. Stadium über. Das bedeutet, dass das Sekret zäh und dickflüssig wird.

Die Folge: verstopfte Nase, Luftmangel, Austrocknen der Mund- und Rachenschleimhäute aufgrund der Atmung durch den Mund; Schlaflosigkeit – auch der Eltern, da das Kind oft nachts schreit.

Hauptmittel für dieses Stadium ist Nr. 4 Kalium chlor. D6. Folgende Dosierung hat sich bewährt: bei Säuglingen und Kleinkindern 10 Tab. in 100 ml Tee auflösen, sodass mit jedem Schluck Tee auch das Heilmittel zugeführt wird; außerdem 10 Tab. in das Milchfläschchen geben. Können Kinder bereits Tabletten lutschen, gibt man etwa stündlich 1–3 Tab. je nach Alter des Kindes.

In den Räumen, in denen sich das Kind aufhält, vor allem abends im Kinderzimmer, stelle man kochendes Salzwasser auf (außer Reichweite der Kinder wegen Verbrühungsgefahr). Die mit Salzmolekülen angereicherte Luft befeuchtet die Schleimhäute, sodass die Schleimproduktion reduziert wird.

In der Regel ist der Schnupfen nach etwa 2–3 Tagen vorbei.

→ Nr. 3 Ferrum phos. D12 ist bei den ersten Anzeichen von Schnupfen sofort häufig zu geben.

→ Nr. 8 Natrium chlor. D6: bei ausgesprochenem Fließschnupfen. Dieser macht leicht wund. Er beginnt mit häufigem Niesen, das beim Auskleiden und Aufstehen schlimmer wird. Geruchs- und Geschmacksverlust werden beklagt; Frostgefühl läuft auf dem Rücken auf und ab.

→ Nr. 5 Kalium phos. D6: bei Niesen und Schnupfen, sobald man an die frische Luft kommt.

→ Nr. 4 Kalium chlor. D6: wenn die Absonderungen weiß bis weißgrau und oft so zäh sind, dass sie sich schwer entfernen lassen. Weiterhin sind zu beobachten: trockene Nase; Krusten an der Nase; der Schnupfen steigt in Rachen, Hals und Luftröhre hinab.

→ Nr. 6 Kalium sulf. D6: bei gelbschleimiger Absonderung, besonders am Schluss des akuten Schnupfens; verstopfter Nase und zugleich gelblichen Absonderungen; Geruchs- und Geschmacksverlust. Zusammen mit Nr. 3 Ferrum phos. erleichtern wir die Atmung; dadurch fühlt sie sich freier an.

→ Nr. 2 Calcium phos. D 6: bei eiweißartigem, mildem Ausfluss; kalter Nasenspitze; geschwollener Nase und geschwürigen Nasenlöchern.

→ Nr. 7 Magnesium phos. D 6: bei Nieskrampf, Geschmacksverlust.

Soor

Hauptmittel gegen Pilzbelag im Mund sind in den meisten Fällen Nr. 4 Kalium chlor. D 6 und Nr. 5 Kalium phos. D 6.

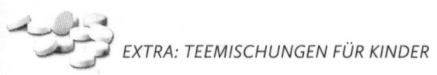

TEEMISCHUNGEN FÜR KINDER

Kinder mögen Tee in der Regel. Sie benötigen pro Becher (ca. 250 ml) 1–2 Teelöffel der jeweiligen Mischung. Die getrockneten Kräuter werden lose in eine Kanne oder ein Teesieb gegeben und mit kochend heißem Wasser übergossen. Danach lässt man die Kräuter 5 bis maximal 10 Minuten ziehen und gießt danach ab. Je länger der Tee gezogen hat, desto konzentrierter und ungeeigneter wird er für Kinder. Die Farbe des Tees sollte hell und ansprechend sein. Er ist dann auch mild und wird gut vertragen. Generell lassen sich die Teemischungen mit Ahornsirup, braunem Rohrzucker, Ursüße oder Fruchtsäften süßen, die zuckerfreie Variante ist natürlich gesünder.

Frühstückstee-Mischungen für einen guten Start in den Tag

25 g Zitronenmelissenblätter
25 g Hagebutten
20 g Ringelblumenblüten
20 g Johanniskraut
15 g Brennnesselkraut
15 g Himbeerblätter

oder

25 g Rotbuschblätter
20 g Zitronenmelissenblätter
20 g Johanniskraut
15 g Pfefferminzblätter

Gute-Nacht-Tee für einen erholsamen Schlaf

40 g Zitronenmelissenblätter
40 g Apfelschalen
35 g Kamillenblüten
35 g Anisfrüchte
30 g Brombeerblätter
20 g Pfefferminzblätter

Säuglingstees

Milde und gut verträgliche Teemischungen, die die Organfunktionen stärken (bitte keine Obstsäfte zusetzen!).

30 g Melissenblätter
25 g Fenchelfrüchte
25 g Kamillenblüten
20 g Anisfrüchte

oder

30 g Fenchelfrüchte
30 g Anisfrüchte
20 g Kümmelfrüchte

oder

30 g Rotbuschblätter
20 g Orangenblüten

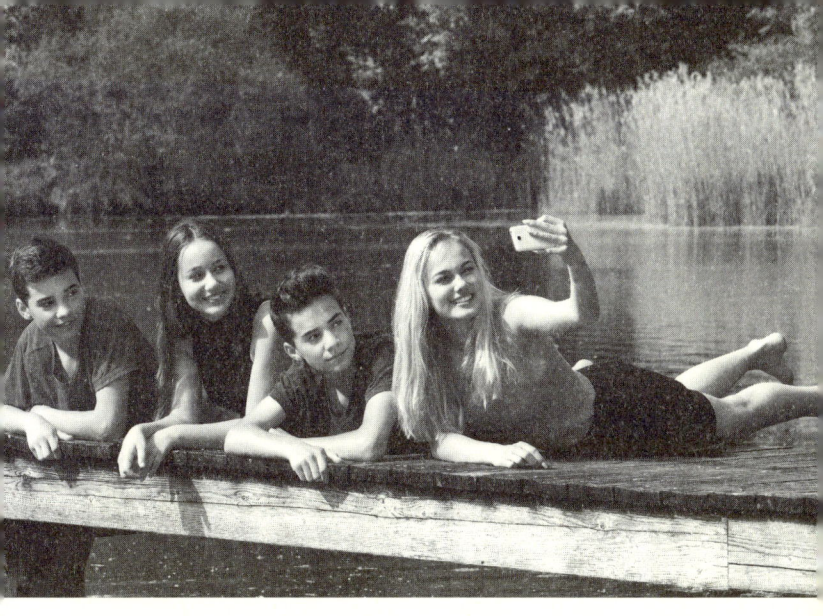

Schüßler-Salze während der Pubertät

Der Mensch unterliegt vom Augenblick der Zeugung an bis zu seinem Tod einem andauernden Wandel. Es gibt Zeiten und Phasen, wo dieser extrem beschleunigt abläuft und der Mensch die Anpassungsfähigkeit seines Organismus bis an die Grenzen beansprucht: die Geburt, der Eintritt in den Kindergarten mit drei Jahren, der Eintritt in die Schule, die Pubertät mit dem Übergang zum Erwachsenwerden, krisenhaftes Geschehen in der Lebensmitte („Midlife-Crisis"), das Ende der Berufstätigkeit und zuletzt der Tod. Diese Lebensabschnitte konfrontieren den Menschen oft mit erheblichen Schwierigkeiten und Hindernissen. Ein Entwicklungsschritt wird notwendig. Verweigern wir diesen Schritt auf unserem Lebensweg, so ist eine innere Disharmonie bis hin zur Erkrankung eine mögliche Folge. Gelingt es uns, diesen Schritt zu gehen, so haben wir eine große Chance für unser äußeres und inneres Wachstum in der eigenen Menschwerdung. Dadurch wird eine Wandlung möglich. Es ist, wie wenn eine alte, zu klein gewordene Kleidung abgelegt wird. Eine Vorliebe für neue Farben oder ein anderer Geschmack wird entwickelt, plötzlich wird eine andere Stilrichtung bevorzugt. Während dieser „Häutung" wird man jedoch extrem verletzlich und schutzlos.

Unsicherheit und Veränderung

Die Zeit der Pubertät bedeutet: Die Geschlechtlichkeit wird bewusst, und die Auseinandersetzung mit dem eigenen und dem anderen Geschlecht beginnt. Jetzt ziehen sich Eltern oft aus Unsicherheit zurück. Sie wissen nicht, wie sie mit Kindern/Jugendlichen umgehen sollen. Diese Unbeholfenheit und ihre Ängste um die Zukunft der Jugendlichen führen oft zu Streitigkeiten. Heranwachsende können nicht verstehen, warum Eltern plötzlich so streng sind oder gar kein Verständnis mehr haben. Aus der Sicht der Jugendlichen wirkt dies wie Gleichgültigkeit. Es wäre dann wichtig, im Gespräch das gegenseitige Verhalten zu erklären.

Entwicklung meint nicht nur, dass sich Geschlechtsmerkmale ausbilden, sondern ist vielmehr auch eine Phase sozialer und seelischer Unausgeglichenheit. Sie zeigt sich oftmals durch Aggression, Gefühlszerrissenheit und Stimmungsschwankungen.

Es gibt aber auch Zeiten des totalen inneren und äußeren Rückzugs, Lustlosigkeit, Null-Bock-Phasen, Antriebslosigkeit, des Lange-schlafen-Wollens.

Die Pubertät ist gekennzeichnet durch eine mehr oder weniger große Protesthaltung gegen die Erwachsenenwelt und Schwierigkeiten im Umgang mit Freunden, Lehrern und Geschwistern. Wichtig ist, dass man Heranwachsende bei der Durchwanderung dieser stürmischen Lebenszeit achtsam begleitet, damit ein guter Zugang zu sich selbst und zum anderen Geschlecht gefunden werden kann.

Die körperliche Entwicklung in der Pubertät führt zusammen mit einer guten „seelischen" Förderung zu einer sozial eigenständigen Persönlichkeit.

Hilfe durch Biochemie

Mit der Pubertät beginnt eine neue körperliche und seelisch-geistige Entwicklung, die tief in organische Prozesse eingreift. So ist ganz natürlich, dass es zu einer Beeinträchtigung des Wohlbefindens kommen kann, bevor Körper und Seele ein neues Gleichgewicht gefunden haben. Viele Jugendliche leiden in dieser Zeit erheblich an den körperlichen und seelischen Umbrüchen.

Der Tabelle kann entnommen werden, wie Jugendliche sich in der Zeit der Pubertät mit einfachen Mitteln Linderung verschaffen können.

Symptom	Schüßler-Salz	Anwendung
Denk- und Lern-fähigkeit einge-schränkt	Nr. 1 Calcium fluor.	morgens und vor-mittags je 2 Tab. lut-schen – über einen längeren Zeitraum
Energiemangel (Salze werden zur Steigerung der Leistungsfähigkeit eingenommen)	Nr. 3 Ferrum phos.	vor- und nachmit-tags je 2–4 Tab. lutschen
	Nr. 5 Kalium phos.	morgens und mittags je 2 Tab. lutschen
	Nr. 8 Natrium chlor.	bis 16 Uhr 2 x 2 Tab. lutschen
Immunsystem geschwächt (Salze stärken das Immun-system)	Nr. 2 Calcium phos.	morgens als „Heiße 2" mit 5 Tab.
	Nr. 3 Ferrum phos.	vor- und nach-mittags je 2 Tab. lutschen

Symptom	Schüßler-Salz	Anwendung
	Nr. 6 Kalium sulf.	abends als „Heiße 6" mit 5 Tab.
	Nr. 7 Magnesium phos.	vor dem Schlafengehen als „Heiße 7" mit 5–10 Tab.
	Nr. 9 Natrium phos.	vor- oder nachmittags je 2 Tab. lutschen
Kopfschmerz durch Überanstrengung (Schulkopfschmerz)	Nr. 2 Calcium phos.	als „Heiße 2" mit 5–10 Tab.; sooft wiederholen, bis die Kopfschmerzen vorbei sind
Lernschwierig-keiten	Nr. 3 Ferrum phos.	vor- und nachmittags je 2–4 Tab. lutschen
	Nr. 5 Kalium phos.	morgens und mittags je 2 Tab. lutschen
	Nr. 6 Kalium sulf.	abends als „Heiße 6" mit 5–10 Tab.
	Nr. 8 Natrium chlor.	bis 16 Uhr 2 x 2 Tab. lutschen
	Salbe Nr. 7	abends zur Bauchmassage
Prämenstruelles Syndrom (PMS)	Nr. 7 Magnesium phos.	als „Heiße 7" bei Schokoladenheißhunger und zur Reduzierung der Spannung

Symptom	Schüßler-Salz	Anwendung
Pubertätsakne	Nr. 3 Ferrum phos.	bei Entzündungsherd um den Pickel mehrmals tgl. 2 Tab.
	Nr. 4 Kalium chlor.	zur Einwirkung auf die Drüsen mehrmals tgl. 2 Tab.
	Nr. 9 Natrium phos.	zur Neutralisation der Säuren mehrmals tgl. 2 Tab.
	Nr. 11 Silicea	für Bindegewebe und Haut; zur Bindung der Säuren abends als „Heiße 11" mit 5 Tab. (geht mit Nr. 9 Hand in Hand)
	Salbenanwendung je nach Erscheinungsbild	
Regelschmerzen	Nr. 7 Magnesium phos.	als „Heiße 7" sooft wie notwendig; am besten 3 Tage vor der Periode damit beginnen: 3 x tgl. als „Heiße 7"
Schamröte	Nr. 7 Magnesium phos.	als „Heiße 7" oder immer wieder lutschen
Überanstrengung durch geistige Arbeit	Nr. 11 Silicea	mehrmals tgl. 2 Tab. lutschen

Symptom	Schüßler-Salz	Anwendung
Übererregung – Hysterie	Nr. 3 Ferrum phos.	vor- und nachmittags je 2–4 Tab. lutschen
	Nr. 5 Kalium phos.	morgens und mittags je 2 Tab. lutschen
	Nr. 7 Magnesium phos.	spätnachmittags und abends als „Heiße 7" mit 5–10 Tab.

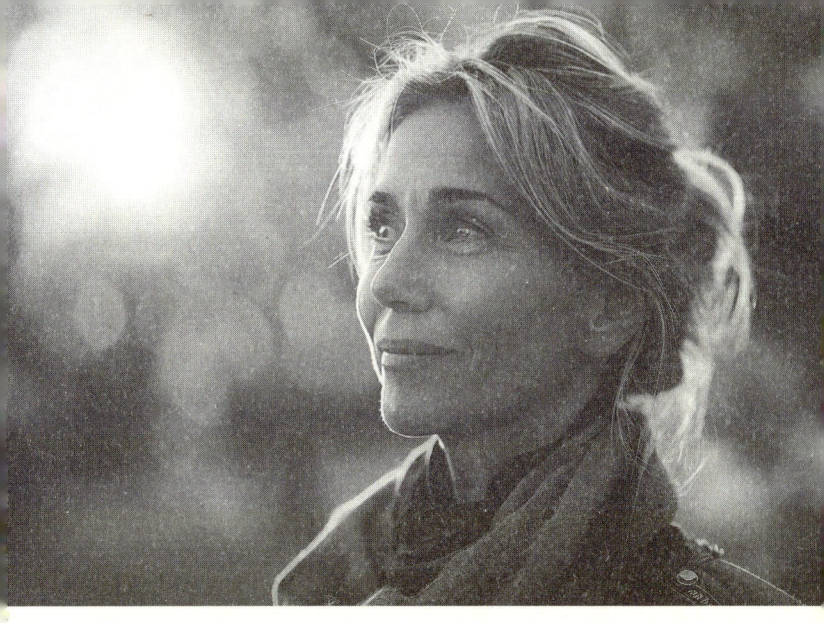

Schüßler-Salze während der Wechseljahre

Probleme, die in den Wechseljahren auftauchen, sind durch unsere Gesellschaft sowie unsere Lebens- und Denkweise geprägt und kulturell bedingt durch die enorme Abwertung des Alters, bei besonderer Minderbewertung der Frau.

Die Wechseljahre markieren einen deutlichen Einschnitt im Lebenslauf einer jeden Frau. Der durch körperliche und seelische Veränderungen erzwungene Schritt in eine neue

Lebensphase stellt uns – meist auch völlig unvorbereitet – vor eine ganz neue Situation.

Wir müssen lernen, damit zurechtzukommen. Jugend, Gesundheit, Vitalität – bisher als etwas Selbstverständliches erlebt – beginnen zu schwinden, und damit oft auch ein Teil der Lebensfreude. Jede Entwicklung bedeutet aber nicht nur Verlust, sie bringt auch Positives und Neues. Doch das tritt nicht von alleine in Erscheinung. Es begegnet uns zunächst in Form einer Möglichkeit, die wahrgenommen und verwirklicht werden will. Aus dieser Sicht können Wechseljahre wie eine zweite Geburt erscheinen, als eine Aufforderung, neue Erfahrungen zu machen, neue Fähigkeiten zu entwickeln und neue Chancen zu ergreifen.

Am Alten festhalten – oder die neue Chance ergreifen?

Viele Lebenskrisen entstehen durch das Festhalten an einer alten, gewohnten und lieb gewonnenen Situation, aus dem Widerstand gegen unvermeidbare Veränderungen. Gerade in solchen Situationen, in denen man durch äußere Einflüsse familiärer oder beruflicher Art oder durch gesundheitliche Probleme scheinbar aus der Bahn geworfen wird, kann ein Bewusstsein für die eigene Biografie, ihre Besonderheiten und Gesetzmäßigkeiten reifen.

Haben Krisen einen Sinn? Gerade in den mittleren Jahren kann man schon auf eine ganze Reihe persönlicher Erlebnisse zurückblicken. Man hat einiges erreicht, aber nicht immer verlief alles reibungslos. Krisen und Fehlschläge mussten überstanden und bewältigt werden. Im Rückblick fügt sich die Vielzahl dieser Erfahrungen zu einem Ganzen, und

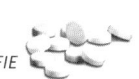

man kann eine Art „roten Faden" oder auch mehrere „Fäden" im eigenen Lebensweg entdecken. Hinter den äußeren Ereignissen erscheinen immer deutlicher die inneren Zusammenhänge, die dem eigenen Dasein eine besondere, unverwechselbare Prägung geben. Mancher wird sich vielleicht fragen, ob nicht ein ganz anderer Mensch aus ihm geworden wäre, wenn nicht dieses oder jenes vielleicht unwillkommene Ereignis eingetreten wäre, von dem ein entscheidender Einfluss auf die Entwicklung und Reifung der eigenen Persönlichkeit ausgegangen ist.

Gesetzmäßigkeiten in der eigenen Biografie

Gerade im Zusammenhang mit Lebenskrisen oder auch Krankheiten kann es aufschlussreich sein, wenn man den Zeitpunkt ihres Auftretens in einen übergeordneten Zusammenhang zu stellen versucht. Das Leben verläuft nämlich in Rhythmen, deren Wechsel oft mit einer Krisensituation einhergeht. Wer die Wirksamkeit solcher Gesetzmäßigkeiten in seinem Leben erkannt hat, kann bewusst an seiner Biografie arbeiten, indem er von außen gegebene Veränderungen als Herausforderung begreift, neue Wege zu beschreiten. Dadurch kann der oft schmerzhafte Prozess der innerlichen Loslösung in eine positive Kraft verwandelt werden.

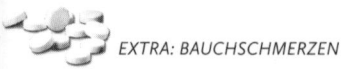

BAUCHSCHMERZEN

Wie bei allen anderen immer wiederkehrenden Beschwerden muss auch hier von einem Arzt abgeklärt werden, ob sich keine ernste Erkrankung hinter den Symptomen wie Magenschmerzen, Sodbrennen, Aufstoßen, Durchfall, Verstopfung etc. verbirgt. Was kann man tun gegen „normale" Beschwerden im Bauchbereich?

→ *Finden Sie heraus, worauf Sie reagieren? Ist es der Kuchen am Nachmittag, das Glas Rotwein, der schwarze Kaffee oder das wieder erwärmte Essen (Histaminose)? Lassen Sie diese Lebensmittel bzw. Art der Ernährung einmal weg!*

→ *Achten Sie auch besonders auf Zucker, Lactose-, Fructose- und Glutenunverträglichkeiten. Sie sind häufig schuld an Bauchschmerzen. Wenn Sie bei Ihrer normalen Ernährung Auffälligkeiten feststellen, können Ärzte Ihren Verdacht ausräumen oder mithilfe genauer Tests bestätigen.*

→ *Vermeiden Sie Stress, soweit es geht. Seelischer Kummer legt sich häufig auf den Magen und somit auf den ganzen Verdauungstrakt. Versuchen Sie, Seele und Körper zu entspannen und immer wieder Momente einzubauen, die Sie vom Alltagstrott ablenken und Ihnen Kraft schenken. Suchen Sie das Gespräch mit guten Freunden. Oft ist geteiltes Leid schon halbes Leid!*

→ *Legen Sie sich hin, nehmen eine Wärmflasche auf den Bauch und ziehen die Beine leicht an. Auch eine kreisende Massage mit Salbe Nr. 7 oder einer Kümmelsalbe im Uhrzeigersinn kann Erleichterung verschaffen – besonders bei Blähungen.*

→ *Geriebener Apfel, der an der Luft leicht bräunlich verfärbt ist, wirkt gut gegen Durchfall. Die Verfärbung des Apfels entsteht* durch Oxidation des Eisens, aber nicht alle Äpfel enthalten von Haus aus viel Eisen. Nehmen Sie zum Reiben einen reifen Boskop.

→ Verschiedene Tees stabilisieren die Verdauung: Hierzu zählen besonders Fenchel, Anis, Apfelminze, Kamille (nicht über einen längeren Zeitraum, max. bis zu fünf Tagen!) oder Kümmel. Bei Durchfall hilft Brombeer- oder Himbeerblättertee.

→ Ingwer (in der Apotheke in Form von Tropfen erhältlich) oder Ingwertee hilft bei Magenbeschwerden und Übelkeit.

Behandlung mit Schüßler-Salben

Ein Bauchwickel tut gut und entlastet die Bauchgegend (siehe Leberwickel, Seite 152). Je nach Beschwerden mit den Salben Nr. 6 oder 10, bei Krämpfen mit Salbe Nr. 7 anwenden.

Wechseljahre als „Häutungsprozess"

In den Wechseljahre durchlaufen Frauen einen Prozess, bei dem sich durch körperliche Veränderungen der nächste Entwicklungsschritt ankündigt und vollzogen werden will.

Das bedeutet keineswegs, dass es sich um einen leichten und schnellen Prozess handelt. Immerhin erstreckt er sich über eine lange Zeit. Etwa zwischen 42 und 49 Jahren finden die Loslösung und der Abschied von der vorangegangenen Phase der biologischen Fruchtbarkeit statt. Darauf folgt bis etwa Mitte fünfzig die Erringung eines neuen Gleichgewichts innerhalb des Organismus. Was von vielen Frauen als unwiederbringli-

---

Teemischungen bei Wechseljahresbeschwerden

Hilft bei Nervosität und Gereiztheit, beruhigt und fördert den Schlaf
Zutaten: 20 g Hopfenzapfen, 20 g Melisse, 10 g Baldrian
Zubereitung: 2 gehäufte Teelöffel der Mischung mit ¼ Liter lauwarmem Wasser übergießen, 5 Stunden zugedeckt ziehen lassen, abseihen, auf Trinktemperatur erwärmen, bei Bedarf tgl. 2 Tassen, ungesüßt. Als Schlaftrunk: ½ Stunde vor dem Schlafengehen 1 Tasse mit 1 Teelöffel Honig. Diabetiker ungesüßt.

Hilft gegen Hitzewallungen mit starkem Herzklopfen
Zutaten: 20 g Herzgespann, 15 g Johanniskraut, 10 g Weißdorn, 10 g Melisse, 5 g Baldrian
Zubereitung: 2 Teelöffel der Mischung mit ¼ Liter kochendem Wasser übergießen, 5 Minuten ziehen lassen, abseihen, bei Bedarf tgl. 2–3 Tassen Tee, ungesüßt.

cher Verlust empfunden wird, beinhaltet eigentlich eine neue Art von Freiheit: die Unabhängigkeit vom Fruchtbarkeitszyklus mit all seinen Beeinträchtigungen und Schwankungen im körperlichen und seelischen Wohlbefinden.

Nur wenn es nicht gelingt, die persönliche Entwicklung auf geistigem Gebiet fortzusetzen, werden ausschließlich die negativen Seiten der Wechseljahre wahrgenommen: Die langsam beginnenden körperlichen Abbauprozesse treten in den Vordergrund, ein Gefühl seelischer Verarmung kann aufkommen.

Hilfe durch Biochemie

Mit den Wechseljahren beginnt eine neue körperliche und seelisch-geistige Entwicklung, die tief in organische Prozesse eingreift. So ist es ganz natürlich, dass es zu einer Beeinträchtigung des Wohlbefindens kommen kann, bevor Körper und Seele ein neues Gleichgewicht gefunden haben. Viele Frauen fühlen sich durch diese Veränderung kaum beeinträchtigt, während andere erheblich darunter leiden.

Im Folgenden lesen Sie, wie Sie den Wechseljahresbeschwerden mit einfachen Mitteln vorbeugen und sich selbst Linderung verschaffen können.

Förderung bzw. Regulierung des Hormonhaushaltes

Die folgenden Salze unterstützen die Regulierung des Hormonhaushaltes: Nr. 1 Calcium fluor., Nr. 2 Calcium phos., Nr. 4 Kalium chlor., Nr. 5 Kalium phos., Nr. 7 Magnesium phos., Nr. 8 Natrium chlor., Nr. 11 Silicea.

Depressive Stimmungen

Bei Angstzuständen, Unruhe, Spannungen und Depressionen empfehle ich die folgenden Salze:

→ Nr. 2 Calcium phos.: zur Reduzierung der existenziellen Angst;
→ Nr. 5 Kalium phos.: zum Aufbau von Energie;
→ Nr. 7 Magnesium phos.: zur Verminderung der unterschwelligen Spannung;
→ Nr. 8 Natrium chlor.: zum Ausgleich im emotionalen Haushalt;
→ Nr. 11 Silicea: zur Stärkung der Nerven;
→ Nr. 15 Kalium jod.: zur Unterstützung der Schilddrüse, Entlastung des Gemüts;
→ Nr. 22 Calcium carb.: zur Stärkung ganz von innen.

Hitzewallungen

Bei Hitzewallungen helfen:

→ Nr. 2 Calcium phos.: bei Angst, Spannung, Energieverlust;
→ Nr. 3 Ferrum phos.: zum Abbau der inneren Spannung;
→ Nr. 7 Magnesium phos.: zum Abbau der inneren Anspannung;
→ Nr. 8 Natrium chlor.: zur Regulierung des Wärmehaushalts;
→ Nr. 15 Kalium jod.: zum Abbau der inneren Unruhe.

Trockene Schleimhäute

Bei trockenen Schleimhäuten ist Natrium chlor. (Nr. 8) viertel- bis halbstündlich zu lutschen. Getränke, die der Körper verdünnen muss, wie Kaffee, Cola, Tee, Bier, Wein, Säfte usw., sind zu meiden. Weiterhin sollte natürlich auf alle Gewürze verzichtet werden, die scharf sind und damit austrocknend wirken – so z.B. Curry, Ingwer, Chili oder Pfeffer.

Einsatzgebiete der zwölf Salze

Nachfolgend wird beschrieben, in welchen Fällen der Einsatz der jeweiligen Salze angezeigt ist.

Nr. 1 Calcium fluoratum D12

Einzunehmen bei folgenden Anzeichen: innere Unruhe, Ängstlichkeit, depressive Verstimmung; Furcht, das Tagespensum nicht zu schaffen; Blasenschwäche: Harnträufeln tagsüber; häufiger oder plötzlicher Harndrang, Bettnässen wegen Erschlaffung des Blasenschließmuskels, Menstruation verstärkt; milchiger Ausfluss, gelegentlich stärkerer Ausfluss von gelbmilchiger Beschaffenheit; Knoten in den Brustdrüsen – steinhart.
Bei Männern: Libido erloschen.

Nr. 2 Calcium phosphoricum D6

Einzunehmen bei folgenden Anzeichen: ängstlich, furchtsam, schreckhaft, vergesslich, Nachlassen der gedanklichen Schärfe, mürrisch, häufiger Drang zum Urinieren; der Harn enthält Eiweiß (Albuminurie); Dysmenorrhoe, Amenorrhoe bei Anämie; eiweißartiger Fluor (besonders morgens); Gebärmutterverlagerung oder -vorfall. Bei Frauen und Männern: Libido oft anomal vermehrt oder vermindert.

Nr. 3 Ferrum phosphoricum D12

Einzunehmen bei folgenden Anzeichen: nervös, überempfindlich; unfähig, Gedanken zu sammeln; ängstlich; Gedächtnisschwäche für Namen und Tatsachen usw.; unwillkürlicher Harnabgang bei geschwächten Menschen – evtl. schon beim Gehen; Reizung der Harnröhre, Menstruation schmerzhaft; Neuralgie der Brustdrüsen, Verschlimmerung bei Berührung; Hitzewallungen und hitzebedingtes Unwohlsein der Frauen in den Wechseljahren.

Nr. 4 Kalium chloratum D6

Einzunehmen bei folgenden Anzeichen: träge, antriebslos, entschlussunfähig, bequem, stupid; Neigung zu chronischen Nieren- und Blasenentzündungen, Menstruation zu spät, Absonderung von milchig-weißem Schleim, nicht reizend; chronische und subchronische Entzündung der Brustdrüsen, Anschwellung der Achsellymphknoten.

Nr. 5 Kalium phosphoricum D6

Einzunehmen bei folgenden Anzeichen: Nervenschwäche, geistige Abgespanntheit, Mutlosigkeit, ängstlich, furchtsam ohne Grund, melancholisch, depressiv oder hypochondrisch, Gedächtnisschwäche; Harnverhalten oder willkürliches Harnverhalten als Symptom einer örtlichen nervlichen Schwäche; Lähmung des Blasenschließmuskels, nervöse Reizblase, starke Regelkrämpfe, Menstruation unregelmäßig, zu spät oder zu früh, Zwischenblutungen, chronische und subchronische Entzündungen der Brustdrüsen, Anschwellung der Achsellymphknoten.

Bei Männern: große Erschöpfung nach Samenverlust (Geschlechtsverkehr), nächtlicher Samenverlust; Geschlechtsnervenschwäche infolge übermäßiger geschlechtlicher Aufregung.

Nr. 6 Kalium sulfuricum D6

Einzunehmen bei folgenden Anzeichen: überempfindlich gegen Geräusche, Gerüche, Licht usw.; weinerlich, ängstlich, traurig, depressiv, Schwarzseher, lufthungrig („Katzenjammer-Mittel"); Weißfluss der Frauen; zu späte, spärliche Menstruation.

Nr. 7 Magnesium phosphoricum D6

Einzunehmen bei folgenden Anzeichen: ängstlich, depressiv, missmutig, ungeduldig, hastig, Geist ermüdet leicht; Knoten in der Brust (s. auch Salze Nr. 1 und Nr. 4; Arzt aufsuchen!); Harnstau infolge von Verkrampfungen des Blasenschließmuskels, schmerzhafter Harndrang, unaufhörlicher Harndrang, Krampfschmerzen in Verbindung mit der Menstruation; Regel verfrüht, oft um 1 Woche; kolikartige Schmerzen vor der Menstruation, Besserung bei Einsetzen der Menstruation, Schwellungen und Schmerzen der äußeren Genitalien, Scheidenkrampf; harte Knoten in der Brust (s. auch Salze Nr. 1 und Nr. 4; Arzt aufsuchen!).

Bei Männern: große Steigerung des sexuellen Verlangens (Libido).

Nr. 8 Natrium chloratum D6

Einzunehmen bei folgenden Anzeichen: vegetativ labil, Lebensüberdruss, Angst vor der Zukunft, Stimmungslabilität, Depression gegen Ende der Regelblutung; unfreiwilliger Harnabgang beim Husten, Gehen, Lachen oder bei Schmerzen; Brennen in der Harnröhre; Regel zu spät und zu spärlich, Trockenheit der Scheide, Abneigung gegen Geschlechtsverkehr.

Bei Männern: Libido vermindert (gelegentlich auch gesteigert), unfreiwilliger Samenabgang, nachhaltige Verstimmung nach Geschlechtsverkehr.

Nr. 9 Natrium phosphoricum D6

Einzunehmen bei folgenden Anzeichen: ungeduldig, nervös, gereizt, streitsüchtig, missmutig, gedrückt, ängstlich, leicht aufbrausend, hart und grob gegen Personen (auch in der Familie), entzündliche Blasen- und Nierenleiden; Harn scharf, dunkel, wundmachend, Geruch sauer; gelbrahmiger Ausfluss, Brustdrüsenentzündung.

Bei Männern: sexuelle Erregung bei gleichzeitiger Erektionsschwäche.

Nr. 10 Natrium sulfuricum D6

Einzunehmen bei folgenden Anzeichen: Lebensüberdruss, Neigung zu Selbstmord; reizbar, niedergeschlagen, trübsinnig, schweigsam, misslaunig, verstimmt; Bettnässen, Blasenentzündung, Menstruation scharf und reichlich.

Nr. 11 Silicea D12

Einzunehmen bei folgenden Anzeichen: Lebenskraft geschwächt, mangelndes Selbstvertrauen; ängstlich, schreckhaft, nachgiebig, unentschlossen, weinerlich, unzufrieden, kann sich zum Lebensüberdruss steigern; Neigung zu Anschwellung und Verhärtungen von Drüsen; empfindlich gegen Berührung an den Drüsen, brennende Schmerzen in der Harnröhre beim Wasserlassen, Zerschlagenheit nach Geschlechtsverkehr; wässriger, wundmachender, übel riechender Ausfluss; schmerzhafte Brustwarzen.

Bei Männern: schmerzhafte Erektion morgens vor dem Aufstehen; Zerschlagenheit nach Geschlechtsverkehr.

Nr. 12 Calcium sulfuricum D6

Einzunehmen bei folgenden Anzeichen: Menstruation spät, lang anhaltend, verbunden mit Kopfschmerzen und großer Schwäche.

Empfehlungen zur Einnahme

Die Mineralsalztabletten sind ganz regelmäßig und mindestens 3–4 Monate lang einzusetzen. Dann kann die Einnahme versuchsweise unterbrochen werden, sollte aber sofort wieder aufgenommen werden, sobald sich erneut Beschwerden zeigen.

Bei akuten Beschwerden nehmen Sie – bei Wahl mehrerer Mittel: abwechselnd – jede ¼ Stunde eine Dosis des jeweiligen Mittels: 2 Tab. oder einige Schlucke in gelöster Form des jeweiligen Minerals („Heiße 7", siehe Akute Erkrankungen, Seite 27). Tabletten werden immer gelutscht (geschluckt sind sie wertlos). Bei länger anhaltenden Beschwerden bitte Ihren Arzt aufsuchen!

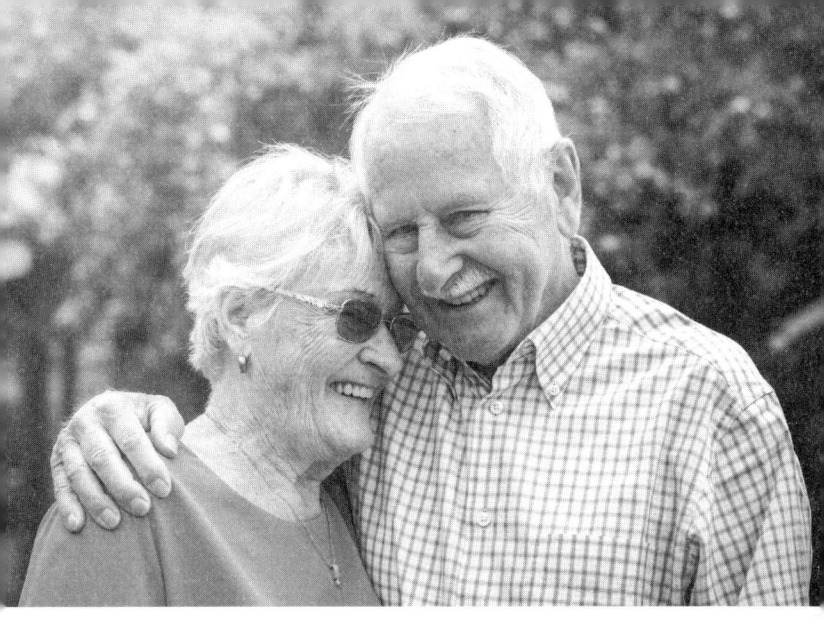

Schüßler-Salze im Alter

„Altwerden ist wie auf einen Berg steigen. Je höher man kommt, desto mehr Kräfte sind verbraucht, aber umso weiter sieht man." Ingmar Bergman

Das Leben schreitet voran, und mit der Weisheit und der Gelassenheit des Älterwerdens kommen so manche Einschränkungen, die wir ernst nehmen und mit denen wir umgehen lernen müssen: Das Gedächtnis und die körperliche Kraft lassen nach. Energie und Motivation, dem Alltag zu begegnen, sind vielleicht nicht mehr in ausreichendem Maße vorhanden. Viele Menschen leiden auch an Krankheiten, die

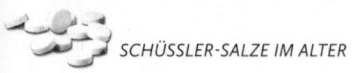

die Beweglichkeit einschränken und die Seele belasten. Gefühle der Ohnmacht, der Wut, auch der Traurigkeit über die veränderte Lebenssituation kommen vor. Diesen Beeinträchtigungen sind wir nicht machtlos ausgeliefert. Wir können uns diesen stellen. Der Geheimtipp meiner jetzt 91-jährigen Mutter lautet: Interessiert und neugierig (nicht zu verwechseln mit Neugierde) bleiben am Tagesgeschehen, an den Menschen, an Begegnungen, an Kunst und Literatur. Sich den täglichen Herausforderungen stellen, Kontakte pflegen, Einladungen aussprechen und für die Bewirtung der Gäste selbst sorgen. Pläne schmieden, Ziele setzen ...

Sich nicht nur auf die Kinder, die Enkel oder Familienangehörigen verlassen, dass diese sich ständig und immer um einen kümmern und ein Programm anbieten. Eine religiöse oder spirituelle Heimat trägt im Alter ganz besonders.

Was bedeutet „altern", was bedeutet es, „alt" zu sein?

Alter ist...   → was das Leben aus uns gemacht hat,
              → was wir aus dem Leben gemacht haben.

Die Naturheilkunde agiert im 7-er-Rhythmus, und im naturheilkundlichen Sinne beginnt das Alter mit sieben mal sieben Jahren. Philosophische Gesichtspunkte spielen bei der Betrachtung des Alters eine wichtige Rolle. Ein Satz von einem Heilpraktikerkollegen lautet: *„Nur eine schöne Birne ergibt auch eine schöne Hutzel";* anders ausgedrückt: *„Die Jugend ist die Mutter des Alters".* Nur wer sich in seiner Jugend um sich selbst kümmert, wird im Alter weniger Kummer haben.

Die Wissenschaft forscht seit Jahrzehnten rund um die Thematik des Alterns. Warum altern wir? Altert jeder im gleichen Maße? Ist der Alterungsprozess genetisch bedingt? Können wir ihn irgendwie aufhalten, stoppen?

Aus wissenschaftlicher Sicht gehören folgende Aspekte zum Alterungsprozess:

→ Die geistigen Abläufe verlangsamen sich – bis hin zur Demenz.

→ Die Vergesslichkeit nimmt zu, und das Kurzzeitgedächtnis wird schwächer.

→ Im Alter gehen alle Sinne in der Leistung nach unten, nicht nur das Hören wird schlechter.

→ Aufgrund der reduzierten Sinneseindrücke und der reduzierten Reizaufnahme ist bei älteren Menschen die Reizbeantwortung erhöht, damit ist das vegetative Nervensystem an sich beeinträchtigt.

→ Viele Menschen leiden unter Depressionen, welche irrtümlich für Demenz gehalten werden.

→ Hauptgrund für die Verlangsamung der aktiven Lebensvorgänge ist die verminderte Ausscheidungsfunktion und die daraus resultierende Schlackenablagerung.

→ Es besteht die Gefahr der sozialen Isolierung.

→ Alternde Menschen konzentrieren sich auf das Wesentliche, die Anschauungen werden enger, das Tun ebenso.

Der Mensch kommt aus naturheilkundlicher Sicht feucht und warm zur Welt und stirbt kalt und trocken. Aus der zunehmenden Wasserverarmung – oft kombiniert mit zu geringen Trinkmengen bei älteren Menschen – resultiert der Verlust an Elastizität, an Regenerationsfähigkeit und die erschwerte Funktion von Nerven- und Muskelzellen. Die im Alter erschlaffende Haut, die Altershaut, hat nicht nur einen kosmetischen Aspekt, sondern sie geht einher mit einem Verlust der Schutz-, der Atmungs- und der Ausscheidungsfunktion der Haut.

Körperlich kann man der Auskühlung und Trocknung mit befeuchtenden und erwärmenden Maßnahmen entgegen-

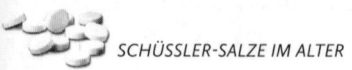

wirken, seelisch schon durch ein Gespräch mit einem guten Freund oder durch einen Aufenthalt in geselliger Runde.

In diesen körperlichen Bereichen wird das Alter besonders wahrgenommen:

→ Gehirn
→ Haut, Haare, Nägel
→ Knochen und Gelenke
→ Muskeln und Fettgewebe
→ Herz und Kreislauf
→ Lunge
→ Verdauungstrakt und Harnwege
→ Hormone und Sexualität

Die Grafik auf der rechten Seite
zeigt typische Beschwerden und
Krankheiten des alternden Menschen.

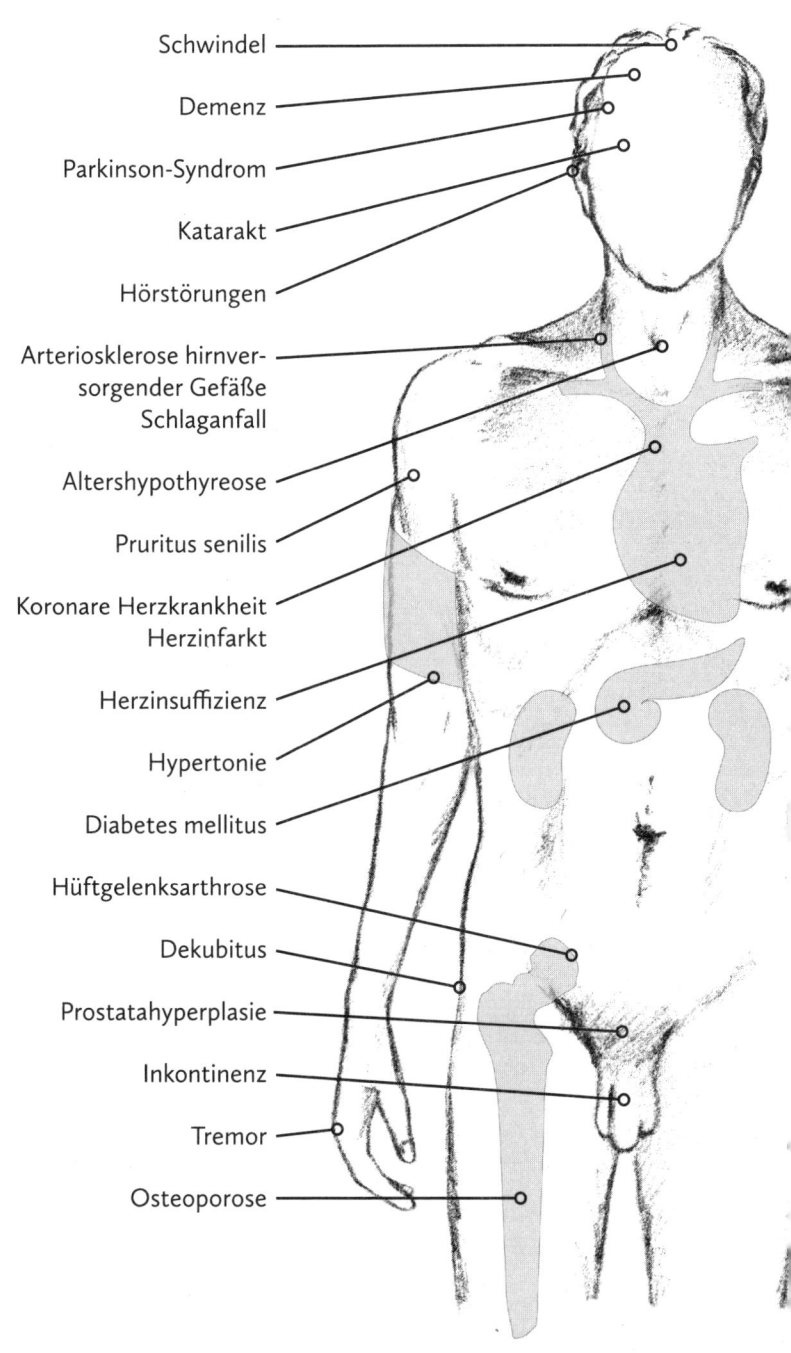

Schwindel

Demenz

Parkinson-Syndrom

Katarakt

Hörstörungen

Arteriosklerose hirnver-
sorgender Gefäße
Schlaganfall

Altershypothyreose

Pruritus senilis

Koronare Herzkrankheit
Herzinfarkt

Herzinsuffizienz

Hypertonie

Diabetes mellitus

Hüftgelenksarthrose

Dekubitus

Prostatahyperplasie

Inkontinenz

Tremor

Osteoporose

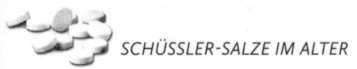

Aktives Entgegenwirken

Es gibt viele Möglichkeiten, selbst für sich und seine Bedürfnisse zu sorgen, ohne die Hilfe seiner Mitmenschen in Anspruch nehmen zu müssen. Wichtig ist, die Hoffnung nicht aufzugeben, auch wenn die Situation sich im Alter verändert und Probleme auftauchen. Richten Sie den Blick stets nach vorn und nehmen Sie jeden Tag neu in Angriff. Verfassen Sie eine Patienten- und Betreuungsverfügung, um Ihre Gedanken und Vorstellungen abzusichern. Überlassen Sie Ihr Leben nicht dem Zufall, klären Sie selbstbewusst, was in Ihrer Macht liegt.

Allgemeine Tipps, um fit und vital zu bleiben

→ Trainieren Sie Ihr Gedächtnis! Es gibt auf dem Markt eine Menge Bücher zu den Themen Logik-, Sprach- und Zahlenrätsel, Konzentrationsübungen oder Gehirnjogging. Diese Übungen machen nicht nur Spaß, vertreiben ein wenig die Zeit und sind interessant, ganz nebenbei erhalten Sie Ihre grauen Zellen am Leben und stabilisieren Merkfähigkeit und Ihre geistige Flexibilität.

→ Vielseitige Gespräche mit Freunden und der Familie schulen Konzentration, Auffassungsgabe, Wahrnehmung und Kommunikationsfähigkeit.

→ Bewegen Sie sich in ausreichendem Maße, und nützen Sie die Möglichkeiten, die der Alltag bietet: Treppen steigen, der Weg zum Einkaufen, ein gemütlicher Spaziergang mit Freunden anstatt der Tasse Kaffee. Gymnastik ist gut für Wirbelsäule, Muskulatur und Venen.

→ Gezielte Atemübungen verbessern die Sauerstoffversorgung, helfen aber auch, zu innerer Ruhe zu finden.

→ Finden Sie einen für sich passenden Tagesrhythmus mit mehr oder weniger festen Ritualen. Wann stehe ich auf, wann nehme ich mir Zeit für meine Hobbys, für Ruhe, Entspannung, Freunde oder Mahlzeiten? Diese Fixpunkte helfen dabei, aktiv am Leben teilzuhaben. Bleiben Sie interessiert und neugierig. Pflegen Sie Ihre Freundschaften.

→ Bauen Sie Ihre Interessen aus und wenden Sie sich neuen Inhalten zu: Literatur (wenn die Augen allzu langes Lesen nicht zulassen, gibt es tolle Hörbücher), Musik, Kunst, Reisen (auch mit körperlichen Einschränkungen steht Ihnen die Welt offen). Finden Sie Bereiche, die Ihre Lebensfreude hochhalten und jeden Tag zu einem Geschenk machen.

Eine gesunde, ausgewogene Ernährung

> *„Ist auch der Vater einer Krankheit unbekannt, die Mutter ist immer die Ernährung."*
> Chinesisches Sprichwort

Die Ernährung ist ein entscheidender Bereich, bei dem Sie selbst Hand anlegen können, um gesund und fit zu bleiben. Wenn Ihnen der Gang zum Markt schwerfällt, bringen viele Anbieter gesundes Obst und Gemüse bis vor die Haustür. Prinzipiell gilt: Ernähren Sie sich gesund und abwechslungsreich! Trinken Sie genug – mindestens 1,5 Liter (allein aus Getränken). Ginseng als Tee unterstützt die Gehirnleistung.

→ Bevorzugen Sie generell Gedünstetes und Gekochtes, also leicht verdauliche Lebensmittel wie Gemüse und Getreide.

→ Reduzieren Sie den Verzehr von Rohkost, sie ist schwer zu verdauen. Wenn Sie Rohkost vertragen, dann bitte nur zum Mittagessen, maximal bis 14 Uhr.

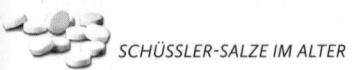

→ Speicheln Sie das Essen sehr gut ein und kauen Sie ausreichend häufig.

→ Essen Sie – wenn überhaupt – nur kleine, leicht verdauliche Zwischenmahlzeiten. Man geht heute wieder auf drei Mahlzeiten zurück. Der Magen sollte immer wieder richtig leer werden, und dazu benötigt er Zeit.

→ Ihr Abendessen sollten Sie zwischen 17 und 18 Uhr einnehmen. Bevorzugen Sie hier eine Suppe, etwa aus Gemüse oder Getreide (z. B. Dinkelgrieß-, Hafer- u. Hirseflockensuppe).

→ Nehmen Sie Milch und Milchprodukte nur in geringen Mengen zu sich, und bitte nicht nach 14 und bis maximal 15 Uhr. Milch gilt nicht als Getränk, sondern als Nahrungsmittel – also sollten Sie an anderer Stelle Nahrung einsparen.

→ Gebrauchen Sie nur wenig Salz. Es fördert die Neigung zu Wassereinlagerungen! Außerdem ist in fast allen Lebensmitteln Salz enthalten.

Und vor allem: Genießen Sie jedes Essen in Harmonie und Ruhe. Segnen Sie Ihre Mahlzeit! Gönnen Sie sich mindestens eine halbe Stunde Mittagsruhe.

Typische Beschwerden und deren Behandlung

Schüßler-Salze helfen und unterstützen Ihre körperliche und auch seelische Gesundheit in vielen Bereichen. Die einfache Anwendung macht die kleinen weißen Tabletten zu einem praktischen Begleiter für verschiedenste gesundheitliche Probleme. Aber auch zur Vorsorge oder prinzipiellen Stärkung von Körper und Geist sind sie ein wunderbares Mittel.

Aufbau-Kur zur prinzipiellen Stabilisierung und zum Erhalt der Kräfte

Kurdauer: acht bis zwölf Wochen
Morgens: Nr. 2 Calcium phos. D 6, 3 Tab.
Vormittags: Nr. 3 Ferrum phos. D 12, 3 Tab.
Mittags: Nr. 5 Kalium phos. D 6, 3 Tab.
Abends: Nr. 11 Silicea D 12, 3 Tab.

Die entsprechenden Schüßler-Salze in heißem Wasser auflösen und schluckweise kauend trinken.

Um den Liquor (das Gehirnwasser) in einem guten physiologischen Gleichgewicht zu halten, hat sich eine Kombination aus Nr. 8 Natrium chlor. D 6 und Nr. 11 Silicea D 12 sehr gut bewährt. Hierfür 2 x 1 Tab. Nr. 8 morgens und nachmittags bis 16 Uhr lutschen.

Dazu einen hoch verdünnten Brennnesseltee (gegen Gedächtnisverlust) zu sich nehmen, er sorgt für eine gute Leitfähigkeit (Elektrizität) des Gehirns. Zusätzlich von Nr. 11 Silicea D 12 3 x 1–2 Tab. über den Tag verteilt lutschen oder am Abend als „Heiße 11" mit 5 Tab. schluckweise kauend trinken.

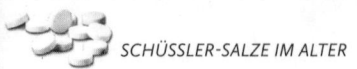

Biochemische Energieschaukel Var. II

Die Energieschaukel ist kurmäßig über Wochen bis zu sechs Monaten anzuwenden.

→ Nr. 2 Calcium phos. D6: morgens 5–10 Tab. auflösen und kauend trinken.

→ Nr. 5 Kalium phos. D6: mittags 5–10 Tab. auflösen und kauend trinken.

→ Nr. 8 Natrium chlor. D6: nachmittags 2 x 2 Tab. bis spätestens 16 Uhr lutschen.

→ Nr. 7 Magnesium phos. D6: abends 5–10 Tab. auflösen und kauend trinken.

→ Nr. 11 Silicea D12 kann der Nr. 7 am Abend beigemischt werden, falls die Gedanken kreisen und nervöse Unruhe auftritt.

Alternde Haut im Überblick

Wählen Sie das entsprechende Salz und die passende Salbe für die äußerliche Anwendung. Diese kann bis zu 3 x täglich erfolgen. Von den erwählten Salzen 2–3 x täglich 2 Tab. lutschen.

Symptom	Schüßler-Salz	Anwendung
bei trockener Haut	Nr. 8 Natrium chlor.	als Salbe
zur Lippenpflege (rissig und trocken)	Nr. 8 Natrium chlor	als Salbe
rissig-entzündete Lippen	Nr. 3 Ferrum phos.	auch als Salbe
Juckreiz – durch Gallensäuren verursacht	Nr. 10 Natrium sulf.	auch als Salbe

Juckreiz durch Bettwärme	Nr. 7 Magnesium phos.	auch als Salbe
raue und empfindliche Haut	Nr. 11 Silicea	auch als Salbe
pflegebedürftige Haut	Nr. 2 Calcium phos.	auch als Salbe
rissige und schrundige Haut	Nr. 1 Calcium fluor.	auch als Salbe

Arthrose

Prinzipiell: Achten Sie auf Ihre Ernährung!
Von jedem Salz 1 x 5 Tab. auflösen:
→ Nr. 1 Calcium fluor. D12, morgens
→ Nr. 2 Calcium phos. D6, vormittags
→ Nr. 8 Natrium chlor. D6., nachmittags bis 16 Uhr

→ Nr. 7 als Zwischenmittel: täglich 10 Tab. auflösen und über den Tag verteilt kauend trinken.
→ Salbe Nr. 7 gegen Schmerzen und Salbe Nr. 4, wenn Schwellungen auftreten. Zusätzlich Leberwickel anwenden.

Bewegungsschmerz, Anspannungsschmerz, Verspannung

Kurdauer: sechs Wochen
Über den Tag verteilt von jedem Salz 2–4 Tab. lutschen:
→ Nr. 1 Calcium fluor. D12 stärkt Bänder, Sehnen, Muskeln.
→ Nr. 3 Ferrum phos. D12 reduziert die Entzündungen.
→ Nr. 7 Magnesium phos. D6 wirkt krampfstillend.

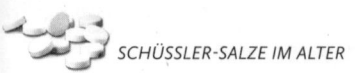

→ Salbe Nr. 7 gegen die Schmerzen einmassieren.
→ Salbe Nr. 1 bei Verspannungen einmassieren.

Diabetes

Natürlich bedarf es bei Diabetes einer exakten medizinischen Therapie, Schüßler-Salze können aber durchaus unterstützend wirken. Diese Salze können langfristig angewendet werden.

→ Nr. 7 Magnesium phos. D 6 als „Heiße 7" (10 Tab. auflösen) täglich einnehmen.
→ Nr. 10 Natrium. sulf. D 6, mittags 3–5 Tab. auflösen (gegen 14 Uhr).
→ Nr. 17 Manganum sulf. D 6: 3 x 2 Tab. über den Tag verteilt lutschen oder am Abend 5 Tab. auflösen und kauend trinken.

Bei mageren Personen:
→ Nr. 9 Natrium. phos. D 6: morgens 3–5 Tab. auflösen.
→ Bei Eiweiß und/oder Phosphat im Urin Nr. 2 Calcium. phos. D 6: morgens 5–10 Tab. auflösen.

Fersensporn

Nr. 1 Calcium fluor. D 12 morgens, Nr. 2 Calcium phos. D 6 mittags und Nr. 11 Silicea D 12 abends einnehmen. Je Salz 3–5 Tab. auflösen und schluckweise kauend trinken.

Salbenverband bzw. Einreibungen mit Salbe Nr. 1 morgens im Wechsel mit Salbe Nr. 11 abends.

Bei Schmerzen: „Heiße 7" mit 5–10 Tab. Nr. 7 Magnesium phos. D 6 als Trinklösung über den Tag verteilt kauend trinken.

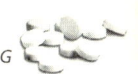

Bei Schwellungen zusätzlich von Nr. 4 Kalium chlor. D6 2 x 5 Tab. am Vor- und am Nachmittag auflösen und kauend trinken. Einen Salbenverband mit Salbe Nr. 4 bei Schwellungen auflegen.

Gefäßprobleme

Anwendung der Kur für mindestens drei Monate. Achten Sie auf Ihre Ernährung, ausreichende Bewegung und trinken Sie viel.

→ Nr. 8 Natrium chlor. D6: morgens 1–2 Tab. (für die Viskosität des Blutes).

→ Nr. 9 Natrium phos. D6, 3–4 Tab. über den Vormittag verteilt (neutralisiert die Säuren).

→ Nr. 11 Silicea D12, abends 3–5 Tab. lutschen (fürs Bindegewebe).

Nr. 1 Calcium fluor. D12 sollte in die Überlegungen noch mit einbezogen werden. Entweder vormittags oder über den Tag 3 x 2 Tab. lutschen. In Salbenform können Nr. 1 und Nr. 11 an den entsprechenden sichtbaren Stellen sanft eingeklopft werden. Buchweizenkraut und auch Steinklee als Tee stärken.

Falls der Hämatokrit hoch ist, nehmen Sie zusätzlich noch Nr. 4 Kalium chlor. D4.

Herzbeschwerden/Herzdruck

Salbe Nr. 5 morgens und mittags auf das Herz einklopfen. Nr. 16 Lithium chlor. D6 dazu einsetzen. Hier 2 x 2 Tab. über den Tag verteilt bis 16 Uhr lutschen (entsäuert das Herz).

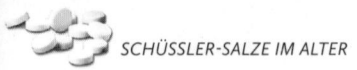

Bei Verschlimmerung der Herzschwäche in geschlossenen Räumen und abends Nr. 6 Kalium sulf. D6 einsetzen: 2 x tägl. 5 Tab. auflösen und kauend trinken. Salbe Nr. 6 abends auf den Oberbauch auftragen. Zusätzlich kann ein Leberwickel (Seite 152) 1–2 x pro Woche zum Einsatz kommen. Nicht zur Nacht, sondern bestenfalls gegen 14 Uhr.

Katarakt (= grauer Star)

→ Nr. 1 Calcium fluor. D6: morgens 5 Tab. auflösen.
→ Nr. 11 Silicea D12: abends 5 Tab. auflösen.
→ Als Zwischenmittel von Nr. 9 Natrium phos. D6 3 x 2 Tab. im Laufe des Tages lutschen.

Melancholie und depressive Verstimmung

→ Nr. 5 Kalium phos. D6, morgens und vormittags 2 x 2 Tab. lutschen oder 2 x 5 Tab. auflösen.
→ Nr. 9 Natrium phos. D6, nachmittags und abends 2 x 3 Tab. lutschen oder 2 x 5 Tab. auflösen.

Die Salze lösen die Säuren, fördern die Leberfunktion, optimieren die Sauerstoffleistung. Zusätzlich vor allem bei Winterblues: Nr. 16 Lithium chlor. D6, 3 x 2 Tab. bis zum Abend lutschen.

Osteoporose

Folgende Mischung unterstützt den Nährstrom der Knochen: Nr. 1 Calcium fluor. D12, morgens 5 Tab. als „Heiße 1", von Nr. 2

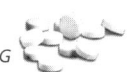

Calcium phos. D6 vormittags 3–4 Tab. lutschen, von Nr. 7 Magnesium phos. D6 abends 10 Tab. als „Heiße 7", von Nr. 11 Silicea D12 abends 5 Tab. als „Heiße 11" und von Nr. 8 Natrium chlor. D6 als Zwischenmittel 3 x 2 Tab. bis 16 Uhr lutschen.

Restless Legs

Beschäftigt man sich mit den Schüßler-Salzen, so sind die Ursachen des „Restless-Legs-Syndroms" eher in einer Unterversorgung mit Mineralien an den Muskeln und Nerven zu sehen. B-Vitamine wären zur Unterstützung recht hilfreich.

Entsäuern Sie Ihren Körper mit Nr. 9, 10 und 11. Während dieser sechs- bis achtwöchigen Entsäuerungskur nehmen Sie täglich eine „Heiße 7" mit Nr. 7 Magnesium phos. D6 (10 Tab.) tagsüber zu sich. Die Ernährung sollte histaminarm sein. Auf keinen Fall wieder erwärmtes Essen zu sich nehmen, denn das fördert die Histaminose und die damit verbundene Unruhe in den Beinen.

Beschäftigen Sie sich beim Restless-Legs-Syndrom mit nachfolgenden Schüßler-Salzen:
→ Nr. 3 Ferrum phos. D12
→ Nr. 7 Magnesium phos. D6 (schon tagsüber und noch einmal am Abend)
→ Nr. 11 Silicea D12
→ Nr. 19 Cuprum arsenicosum D6
→ Nr. 21 Zincum chloratum D6

Entscheiden Sie sich für zwei bis drei Salze oder verwenden Sie alle gemeinsam. Lösen Sie hierfür je 5 Tab. auf und nehmen Sie sie als heiße Trinklösung zu sich, über den Tag verteilt.

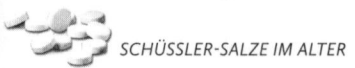

Am Abend hilft Nr. 7 Magnesium phos. als „Heiße 7". Hierfür 10 Tab. auflösen und schluckweise kauend trinken. Salbe Nr. 7 zur äußerlichen Anwendung bringen: 1–2 x täglich, vor allem zur Nacht.

Was ist eine Histaminose oder Histamin-Intoleranz?

Die Histamin-Intoleranz beruht auf der Unverträglichkeit von mit der Nahrung aufgenommenem oder aus Körperzellen (endogen) freigesetztem Histamin. Ursache hierfür ist u. a. entweder ein Mangel des histamin-abbauenden Enzyms Diaminoxidase (DAO) aufgrund eines Enzymdefektes oder ein Missverhältnis zwischen der im Organismus anfallenden Menge an Histamin und der DAO-Aktivität, z. B. durch den Verzehr histaminreicher Lebensmittel oder die Einnahme von Medikamenten, die als Histaminliberatoren wirken. Die Bestimmung der Diaminoxidase im Serum und des Histaminspiegels im Stuhl und Urin sind geeignete Marker für die Diagnostik der Histamin-Intoleranz und assoziierter Krankheitsbilder.

Histamin ist eine einfache chemische Substanz und entsteht durch Decarboxylierung aus der Aminosäure L-Histidin. Dieser Prozess erfolgt vor allem bei der Lagerung und Reifung von Lebensmitteln durch mikrobielle und biochemische Veränderungen.

Neben einer Ernährungsumstellung, bei der histaminreiche Nahrungsmittel wie (Hart-)Käse (z.B. Parmesan), Sauerkraut, Fisch (z.B. Thunfisch), Wurst (z.B. Salami) sowie alkoholische Getränke (z.B. Rotwein) eliminiert werden, muss bei Nachweis einer Fäulnisflora eine vegetarisch orientierte Kostumstellung erfolgen.

Zusätzlich hierzu bedenken Sie bitte folgende Verhaltensregeln:

→ Bei ausgeprägten Beschwerden Beine und Füße vor dem Schlafengehen lauwarm bis kalt abduschen!

→ Wenn die Unruhe den ganzen Körper erfasst, kann auch vom Kopf abwärts geduscht werden. Anschließend mit noch etwas feuchter Haut ins Bett legen!

→ Kein Abendessen mehr nach 18 Uhr.

→ Leichter Kost den Vorzug geben und Nahrungsmittel meiden, die im Einzelfall die Symptomatik verstärken (z. B. Rotwein und Hartkäse).

→ Viel Bewegung, vor allem Gymnastik, bei der die Beine beansprucht werden. (Eine Schonung der Beinmuskeln ist beim Restless-Legs-Syndrom genau das Falsche.)

→ Vor dem Schlafengehen die Füße fünf bis zehn Minuten lang mit Salbe Nr. 7 oder mit Ringelblumen- oder Aloe-Vera-Öl einmassieren.

Schlaf-, Einschlaf- und Durchschlafprobleme

Schlafstörungen gehören zu den häufigsten „Begleitern" des Älterwerdens. Ursachen sind häufig innere Unruhe, seelischer Stress, nicht enden wollende Sorgen oder aber auch so „profane Dinge" wie schwer verdauliche Mahlzeiten am Abend.

Diesen Problemen müssen Sie sich nicht kampflos aussetzen. Ein Tipp: Abends drei Datteln (vor dem Schlafengehen und Zähneputzen) langsam kauen!

Nehmen Sie folgende Mineralsalze mindestens drei Wochen lang ein: Nr. 7 Magnesium phos. D6 vor dem Schlafengehen als „Heiße 7" in Kombination mit Nr. 2 Calcium phos.

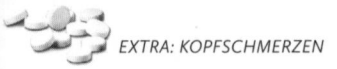

KOPFSCHMERZEN

Fast jeder kennt sie: bohrende, stechende, klopfende Schmerzen aufgrund von Stress, Verspannungen, Wetterveränderungen, Übersäuerung, Flüssigkeitsmangel und vieler Gründe mehr. Natürlich gibt es kein Allheilmittel, weil die Ursachen von Kopfschmerzen mannigfaltig sind. Klar ist aber: Stress vermeiden, zur Ruhe kommen und all das tun, was Körper und Seele entspannt. Wichtig: Bei häufig oder plötzlich sehr stark auftretenden Kopfschmerzen ist ein Arztbesuch zwingend nötig!

Hausmittel gegen Kopfschmerzen

→ *Minzöl auf die Schläfen auftragen, das vermittelt ein wohltuendes Kältegefühl. Ähnlich wirkt ein feuchter Waschlappen auf der Stirn.*

→ *Ein Spaziergang an der frischen Luft bringt reichlich Sauerstoff und entspannt Seele und Körper.*

→ *Starker Kaffee mit einem Schuss Zitronensaft verengt die erweiterten Gefäße und kann Linderung verschaffen.*

→ *Eine leichte Massage der Schläfen oder des Nackenbereichs, evtl. mit Minzöl oder Schwedenkräutern, kann Wunder wirken. Eine warme Lavendelöl-Auflage (10 % Lavendelöl) entspannt. Dazu reicht auch ein angewärmtes Taschentuch, mit etwa 25 Tropfen Lavendelöl beträufelt.*

→ *Ein Wechselfußbad kann den Schmerzen entgegenwirken: Zwei Fußbadewannen oder Eimer vor einen Stuhl stellen; in das eine Gefäß 36–38 °C warmes Wasser füllen, ins andere 18 °C kaltes Wasser. Bequem hinsetzen und beide Beine bis zu den Waden (bei Krampfadern nur bis zu den Knöcheln) so lange ins warme Wasser stellen, bis sie angenehm warm sind* (etwa 5 Minuten). Anschließend beide Beine für 10–15 Sekunden ins kalte Wasser tauchen. Den Vorgang einmal wiederholen; anschließend das Wasser abstreifen, nur die Fußsohlen abtrocknen, warme Strümpfe anziehen und einige Minuten nachruhen (bei Schlafstörungen danach ins Bett legen).

→ Teemischungen aus Melisse, Hopfen und Baldrian, Pfefferminze, Guarana, Kolanuss, Lavendelblüten, Mädesüßkraut, Weidenrinde oder Mutterkraut helfen.

Kopfwehtee nach R. Quincke
Lassen Sie in der Apotheke folgende Mischung herstellen:
25 g Schlüsselblumenblüten
5 g Ringelblumenblüten
10 g Kamillenblüten
5 g Pfefferminzblätter
5 g Lavendelblüten
15 g Melissenblätter
5 g Arnikablüten
25 g Benediktenkraut

1–2 Teelöffel der Mischung mit 150–200 ml kochend heißem Wasser übergießen und 15 Minuten abgedeckt ziehen lassen, anschließend durchsieben und schluckweise trinken.

Behandlung mit Schüßler-Salben

Als Salbe wirkt Nr. 7 Magnesium phos. D6, mehrmals täglich aufgetragen und leicht einmassiert, gegen Kopfschmerzen.

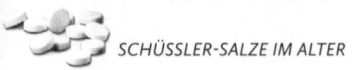

D6 (morgens 2 Tab. im Mund zergehen lassen). Mittags Nr. 5 Kalium phos. D6: 5 Tab. in heißem Wasser auflösen und schluckweise trinken.

Salbe Nr. 7 eignet sich hervorragend für eine abendliche Bauchmassage.

Bei Ein- und Durchschlafstörungen Nr. 7 Magnesium phos. D6, Nr. 11 Silicea D12 und Nr. 21 Zincum chlor. D6 (Ergänzungsmittel) einnehmen. Von jedem Salz 3–4 Tabletten als heiße Trinklösung zubereiten und 1 Stunde vor dem Schlafengehen schlückchenweise kauend trinken!

Schlummertrunk bei Schlafstörungen
Von Nr. 7 Magnesium phos. D6 und Nr. 11 Silicea D12 je 5 Tab. heiß auflösen und eine Stunde vor dem Schlafengehen trinken.

Zum Einschlafen bei nächtlichen Schlafstörungen können Sie sich die gleiche Lösung ans Bett stellen und beim Aufwachen kauend trinken. Hier allerdings bitte nicht aufrühren, sondern nur vom Wasser trinken (die Trägersubstanz setzt sich unten ab, die Mineralstoffmoleküle schwimmen im Wasser).

Schlaftee für Senioren
Lassen Sie sich in der Apotheke eine Mischung herstellen:
20 g Melissenblätter
10 g Baldrianwurzel
15 g Weißdornblüten
10 g Hopfenzapfen

2 Teelöffel werden mit einem ¼ Liter siedendem Wasser übergossen. 5 Minuten zugedeckt ziehen lassen, abseihen und eine halbe Stunde vor dem Schlafengehen trinken.

Wer unter Durchschlafstörungen leidet, stellt sich den Tee in einer Thermoskanne ans Bett und trinkt nach dem plötzlichen Erwachen einige Schlucke davon.

Nach drei Wochen allabendlicher Einnahme sollte eine Woche Pause eingelegt werden.

Schmerzen, Rheuma und Gelenkbeschwerden

Prinzipiell: Sorgen Sie für warme Füße, stellen Sie Ihre Ernährung um, wärmen Sie Ihre Nieren (Wärmflasche), machen Sie Leberwickel mit Salbe Nr. 6 und 10 im Wechsel, sorgen Sie für Darmentleerung (evtl. per Einlauf), nehmen Sie Erkältungsbäder, lüften Sie ausreichend und gönnen Sie sich die nötige Bettruhe. Zur Gewichtsentlastung und Schonung der Gelenke von jedem der folgenden Salze einmal täglich 5–10 Tab. auflösen und schluckweise trinken:

→ Nr. 10 Natrium sulf. D6 fördert die Ausscheidung vor dem Frühstück.

→ Nr. 5 Kalium sulf. D6 stärkt die Stoffwechselorgane vor dem Mittagessen.

→ Nr. 9 Natrium phos. D6 reguliert den Fettstoffwechsel vor dem Abendessen.

Zusätzlich Salbe Nr. 1 morgens und Salbe Nr. 11 (oder Lotion 1 und 11) abends zur Straffung des Gewebes in die Bauchdecke einmassieren (Kurdauer drei bis sechs Wochen).

Hilfreich wäre, ein Abendessen in der Woche ausfallen zu lassen, am besten immer am gleichen Tag der Woche.

Generell sollte die Aufnahme von tierischem Eiweiß überprüft werden – vor allem bei Milch und Milchprodukten. Diese fördern Entzündungen und damit Schmerzen.

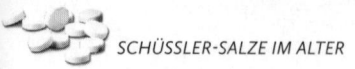

Stressbewältigung

→ Nr. 5 Kalium phos. D6: morgens 5 Tab. auflösen und schluckweise trinken.
→ Nr. 7 Magnesium phos. D6: zur Nacht 5 Tab. auflösen und schluckweise trinken.
→ Nr. 9 Natrium phos. D6: vormittags 2 x 2 Tab. und schluckweise trinken.
→ Nr. 11 Silicea D12: abends 5 Tab. auflösen und schluckweise trinken.
→ Salbe Nr. 7 abends auf den Oberbauch auftragen.
→ Salbe Nr. 5 morgens auf den Oberbauch auftragen.

Tränende oder trockene Augen

Von Nr. 8 Natrium chlor. D6 3 x 2 bis 4 x 2 Tab. bis 16 Uhr lutschen und Salbe Nr. 8 mehrmals täglich um die Augen herum einklopfen und in die Nase einarbeiten. Zur Nacht kann bei trockenen Augen Salbe Nr. 8 auch hauchdünn auf die geschlossenen Augenlider aufgetragen werden.

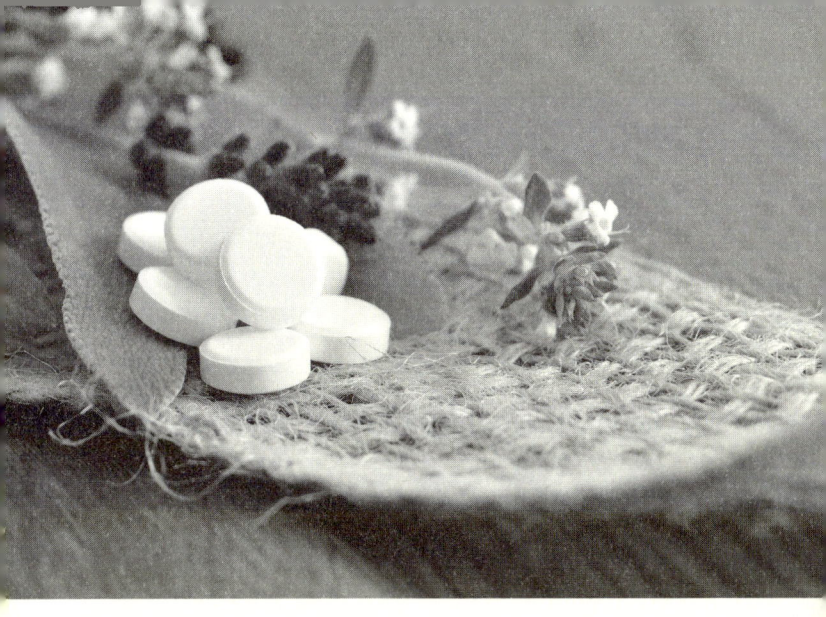

Kuren mit Biochemie

Das Frühjahr und der Herbst sind sogenannte Umstimmungsjahreszeiten – und damit sinnvolle Zeiten für die Entschlackung. Religiöse Fastenkuren und naturheilkundliche Denkmodelle berücksichtigen dies. Die klassische Frühjahrskur zur Reinigung des Blutes und zum Blutaufbau nach dem Winter zählt dazu. Früher waren zu dieser Zeit Aderlässe zur Blutreinigung üblich.

Auch die klassische Herbst-Winter-Kur eignet sich ideal zur Entschlackung und bildet eine gute Vorbereitung auf die kalte Jahreszeit, in der das Absinken des Energiehaushalts im Körper zu einer erhöhten Infektanfälligkeit führen kann.

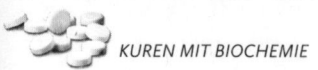

Frühjahrskur

Während des Winters ist der Körper vorwiegend auf Speicherung ausgerichtet, um – besonders auch die Nieren – vor Auskühlung zu schützen.

Durch den entstandenen Winterspeck und die angesammelten Schlacken in den Zellen und Geweben kommt es zur Verminderung der Körperkräfte. Die Speicherung neuer Energien wird erschwert.

Dies hat verschiedene Symptome zur Folge, die wir unter „Frühjahrsmüdigkeit" zusammenfassen können:

→ Müdigkeit und Schweregefühl
→ Antriebslosigkeit
→ Schlafstörungen
→ Kreislaufstörungen
→ Empfindlichkeit auf warme Winde (Föhn)
→ Haarausfall
→ Hautreaktionen

Die Arbeit der Leber unterstützen

Holen wir uns Rat bei der Traditionellen Chinesischen Medizin (TCM): Das Frühjahr unterliegt dem Element Holz. Die zugehörigen Organe sind Leber und Gallenblase. Jetzt sorgt die Leber mit ihrer funktionssteigernden Kraft dafür, dass alle nicht restlos abgebauten Schlacken des langen Winters schnellstens beseitigt und entgiftet werden.

Wenn die Leber geschwächt ist, kann sie diese Maximalforderung nicht erfüllen. Dadurch werden andere Organe in Mitleidenschaft gezogen. Leberkuren und Leberregenerationen sind daher vor allem im Frühjahr besonders sinnvoll.

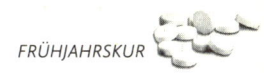

Bei vielen Menschen treten besonders im Frühjahr z. B. Magengeschwüre auf. Diese sind ohne gleichzeitige Unterstützung der Leber kaum heilbar.

Zur Leberanregung empfiehlt Dr. Schüßler das Salz Nr. 10 Natrium sulf. D6 nachmittags als „Heiße 10" und Nr. 6 Kalium sulf. D6 abends als „Heiße 6" – jeweils mit 5–10 Tab. Dazu abends eine Einreibung in der Lebergegend, unterhalb des rechten Rippenbogens, mit Salbe Nr. 6 und Nr. 10 im tgl. Wechsel. Oder es wird ein heißer Leberwickel mit Salbe Nr. 10, gegen 14 Uhr, verabreicht.

Die Ernährung beachten

Auch die Ernährung spielt eine entscheidende Rolle:
→ Meiden Sie Über- und Fehlernährung.
→ Verwenden Sie möglichst viele frische Kräuter.
→ Essen Sie frisches Obst und Salate (nicht nach 15 Uhr).
→ Genießen Sie frisches Gemüse gedünstet mit leicht verdaulichen Beilagen.
→ Nehmen Sie tierisches Eiweiß möglichst nicht nach 15 Uhr zu sich.
→ Bevorzugen Sie naturbelassene Lebensmittel.

Wichtig zur Entschlackung ist auch das Trinken. Ideal sind ca. 2–3 Liter gutes Quellwasser (30 ml pro kg Körpergewicht). Dabei ist auf Einschränkungen zu achten, die vom Arzt vorgegeben sind, wie z. B. bei Wassereinlagerungen.

Während der Kur können (im Rahmen der o. a. Trinkmenge) folgende Tees getrunken werden: 3 Wochen lang im März Brennnesseltee 0,5–1 Liter pro Tag, dann weitere 3 Wochen lang Löwenzahntee (Blätter/Wurzeln) 1 Liter pro Tag.

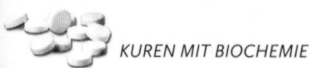

Nehmen Sie weiterhin mindestens 1 Liter warmes, abgekochtes Wasser zu sich. (Abgekochtes Wasser hat eine veränderte Oberflächenspannung, dadurch kann das Wasser mehr Schlackenstoffe binden, vergleichbar mit Ihrem Reinigungswasser, dem Sie zur Senkung der Oberflächenspannung ein Reinigungsmittel zusetzen.)

Ingwerwurzel, fein geschnitten, können Sie dem abgekochten Wasser beigeben. Es regt das Verdauungsfeuer an; dadurch werden Sie innerlich warm. Diese Möglichkeit gilt mit Einschränkung: Menschen, die unter hohem Blutdruck oder unter trockenen Schleimhäuten leiden oder die Blutverdünnungsmittel einnehmen, dürfen heißes Ingwerwasser nicht trinken.

Sorgen Sie zudem für genügend Bewegung, denn sie bringt Sauerstoff in den Stoffwechsel. Vermeiden Sie Genuss- und Umweltgifte, diese belasten zusätzlich den Organismus.

Die Leber entfaltet ihre größte Arbeitsleistung nachts zwischen 1 und 3 Uhr. Hier wachen viele Menschen auf, müssen zur Toilette oder träumen schlecht.

Folgende Fragestellungen tragen zur Ursachenforschung bei: Was habe ich gegessen und getrunken? Kopfschmerzen (in diesem Fall können Nr. 7 Magnesium phos. als „Heiße 7" oder ein heißer Leberwickel Abhilfe schaffen)? Schlechtes Sehen? Depressionen? Stimmungsschwankungen? Migräne? Kopfschmerz über dem rechten Auge? Stirnkopfschmerz? Gelenkbeschwerden? Hautjucken? Säure-Basen-Haushalt im Ungleichgewicht?

Viele dieser vorgenannten Beschwerden hängen ursächlich mit dem Leberstoffwechsel zusammen, der seinerseits Einfluss auf die Zusammensetzung der Gallensäure ausübt. Im Blut kann die zu starke Konzentration von Galle die Membranen (Zellhülle) der roten Blutkörperchen vorzeitig zerstören. Auch eine negative Beeinflussung des blutbildenden Knochenmarks kann das Blutbild schädigen. Zu viel Gallensäure im Blut ist oft die unerklärliche Ursache von Hautjucken oder Hauterkrankungen. Gallenblasenleiden vergesellschaften sich auch gerne mit Leberleiden.

Der Volksmund drückt es so aus: „Der Mensch fühlt sich in seiner Haut nicht mehr wohl."

Die Gallenabsonderung wird reguliert durch das Schüßler-Salz Nr. 10 Natrium sulf. D6. Es sollte gegen 14 Uhr gelutscht werden.

Neue Energien gewinnen

> *„Reich ist man nicht durch das, was man besitzt, sondern vielmehr durch das, auf was man mit Würde zu verzichten weiß."* Immanuel Kant

Um wieder zu neuen Energien zu gelangen, müssen also die Gewebe gereinigt und Überschussstoffe eliminiert werden. Dies ist gerade im Frühjahr besonders wichtig, denn ähnlich wie in der Natur die Pflanzen- und Tierwelt zu neuem Leben erwacht, beginnen auch im Menschen neue aufbauende Prozesse und Funktionen; insbesondere das Blut wird erneuert. Das ist auch der Grund, warum wir in dieser Jahreszeit am besten Bluterneuerungstherapien durchführen können. Damit werden auch bestehende Anämiesyndrome günstig beeinflusst.

So unterstützt die Frühjahrskur die gesamte eliminatorische Grundfunktion des Organismus und leitet den Wiederaufbau ein.

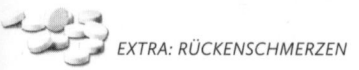

RÜCKENSCHMERZEN

Schmerzen und Verspannungen im Nacken-, Brust- oder Lendenwirbelbereich gehören mittlerweile zu den Volkskrankheiten und treffen nahezu jeden Menschen im Laufe seines Lebens. Wir sitzen zu viel, bewegen uns wenig oder sehr einseitig, die Muskulatur wird nicht genug trainiert. Was können wir tun gegen die lästigen Beschwerden?

→ Denken Sie zur Vorbeugung daran, Ihren Körper nicht zu lange in der immer gleichen Haltung zu belassen! Bewegen Sie sich auch während sitzender Tätigkeiten immer wieder! Das sogenannte „dynamische Sitzen" hilft, den Körper immer wieder aus Fehlhaltungen zu befreien.

→ Leichte Bewegung tut gut, auch im Schmerzfall, solange keine Ausstrahlungen in die Extremitäten oder gar Taubheitsgefühle eintreten. Hier ist ein Arztbesuch unumgänglich! Vermeiden Sie aber Bewegungen, die den Schmerz auslösen!

→ Wärme in Form eines Kirschkernkissens, einer Mohrwärmflasche, eines in Apotheken erhältlichen Rückenpflasters oder eines Nierengurtes entspannt die Muskulatur. Nicht bei entzündlichen Prozessen anwenden!

→ Häufig sind Sorgen in Job und Familie der Grund für verspannte Muskeln und Rückenschmerzen. Phasen der Ruhe nehmen dem täglichen Stress seine Wirkung und helfen gegen die Anspannung. Suchen Sie nach dem Grund für Ihre seelische Belastung und finden Sie Wege, sich sprichwörtlich „den Rücken freizuhalten"!

→ Leichte Massagen durchbluten das Gewebe, lockern die Muskulatur und unterstützen den Körper dabei, sich selbst *zu helfen. In der Apotheke erhalten Sie extra Massageöle oder Muskelcremes.*

Behandlung mit Schüßler-Salzen und -Salben

Schüßler-Salben werden mehrmals täglich vorsichtig einmassiert. Es wirken folgende Salze:

→ *Nr. 2 Calcium phos.*
→ *Nr. 5 Kalium phos.*
→ *Nr. 7 Magnesium phos.*

Als „Heiße 7" löst Magnesium phos. D6 Schmerzen und Verspannungen. Dafür 10 Tab. in einem Glas mit heißem Wasser auflösen und Schluck für Schluck trinken.

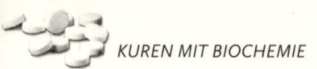

Therapeutisches Grundkonzept mit den Mineralsalzen

→ Nr. 2 Calcium phos. D6: für Aufbau und Blutbildung, als Energiegeber.

→ Nr. 3 Ferrum phos. D12: allgemeines Anregungsmittel für Blutbildung, Sauerstoffanregung.

→ Nr. 9 Natrium phos. D6: zur Entsäuerung des Blutes und des Gewebes.

→ Nr. 10 Natrium sulf. D6: zur Förderung aller Ausscheidungen, besonders von Galle, Darm, Nieren, Bindegewebe, Haut.

→ Nr. 11 Silicea D12: kanalisiert das Bindegewebe und hält Säuren in Lösung, damit sie ausgeschieden werden können; fördert alle Ausscheidungsprozesse.

→ Als biochemisches Ergänzungsmittel empfiehlt sich Nr. 16 Lithium chloratum D6. Es ermöglicht die Ausscheidung von Säuren und hilft gegen depressive Stimmungslagen.

Möglichkeiten biochemischer Frühjahrskuren

Wählen Sie unter den nachfolgend beschriebenen drei Möglichkeiten nach Ihren Bedürfnissen aus.

Allgemeine Frühjahrskur

3–4 Wochen lang zur Ausscheidung und zur Lymphreinigung Nr. 9 Natrium phos. D6 im tgl. Wechsel mit Nr. 10 Natrium sulf. D6 3 x tgl. 2 Tab. lutschen. Anschließend für weitere 3–4 Wochen zum Aufbau Nr. 10 Natrium sulf. D6, Nr. 2 Calcium phos. D6 und Nr. 3 Ferrum phos. D12 lutschen – je 2 Salze im täglichen Wechsel (z. B. montags 3 x je 2 Tab. Nr. 2 und Nr. 10; dienstags 3 x je 2 Tab. Nr. 3 und Nr. 10 usw.).

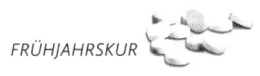

Bei Frühjahrsmüdigkeit

Eingesetzt werden die Salze Nr. 3 Ferrum phos. D12, Nr. 6 Kalium sulf. D6, Nr. 9 Natrium phos. D6 und Nr. 11 Silicea D12.

Von jedem Mineralsalz werden 3–5 Tab. auf ¼ Liter abgekochtes heißes Wasser gegeben und in ein kleines Glasfläschchen gefüllt. Davon tagsüber immer wieder kleine Schlucke kauend trinken. Bitte die Flüssigkeit im Mund aufwärmen und jedes Mal die Flasche vor dem Trinken schütteln. Oder Sie lutschen 3 Tab. vom jeweiligen Mineralsalz über den Tag verteilt.

„Biochemische Energieschaukel"

Meine Empfehlung bei Energiemangel: Man nehme morgens Nr. 2 Calcium phos. D6, vormittags gegen 12 Uhr Nr. 5 Kalium phos. D6 und nachmittags gegen 18 Uhr Nr. 7 Magnesium phos. D6 und eventuell abends ½ Stunde vor dem Schlafengehen nochmals Salz Nr. 7, um zur Ruhe zu kommen und Körper und Seele zur Entspannung zu verhelfen.

Es werden jeweils in einer halben Tasse heißen Wassers 10 Tab. aufgelöst. Bitte mit Plastiklöffel umrühren und anschließend schluckweise kauend trinken. Dies über einen längeren Zeitraum täglich ausführen, etwa vier Monate lang.

Unterstützend wirken folgende Maßnahmen für die Frühjahrskur:
→ Entschlackungsbäder
→ Moorbäder
→ Entschlackungstees
→ Ernährung
→ Bewegung in frischer Luft usw.
→ Leberwickel (siehe Seite 152)
→ Bürstenmassagen

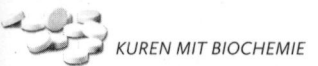

Leberwickel

Der Leberwickel wird 1–2 x wöchentlich mit der biochemischen Salbe Nr. 10 oder Nr. 6 angewendet. Nachmittags gegen 14 Uhr ist der sinnvollste Zeitpunkt. Reiben Sie den Oberbauch, vor allem den rechten Rippenbogen (Sitz der Leber), mit der Salbe ein. Ein feuchtheißes Tuch – am besten Gästehandtuch – wird so heiß wie möglich auf den Leberbereich gelegt. Anschließend wickeln Sie ein großes Frotteehandtuch um den gesamten Leib, eine heiße Wärmflasche wird auf den Leberbereich aufgelegt. Der Wickel bleibt 20–60 Minuten auf dem Bauch. Bitte einschleichend beginnen! Anschließend nehmen Sie das feuchte Handtuch weg, legen ein trockenes Tuch um und die Wärmflasche wieder auf. Ruhen Sie noch 1 Stunde im Bett nach. An diesem Tag wird abends keine Salbe aufgebracht.

Herbst-Winter-Kur

Ebenso wie die Frühjahrskur ist die klassische Herbstkur ideal zur Schlackenausscheidung als Vorbereitung auf den Winter. Es steht eine Zeit mit erhöhter Neigung zu Erkältungen bevor.

Der Herbst gilt grundsätzlich als kalt und trocken. Diese Jahreszeit übt demnach kühlenden und trocknenden Einfluss auf den Organismus aus. Die kalorische Grundfunktion wird heruntergefahren. Es fehlt das „Feuerelement" Sommer, sodass grundsätzlich mit einem Absinken des Energiehaushaltes zu rechnen ist. Dies ist auch eine Erklärung für die Häufung von Krankheiten mit epidemischem Charakter (z. B. Grippewelle usw.). Es kommt weiterhin zu einer Reduzierung der befeuchtenden Eigenschaften im Körper. Die Verminderung der Wärme zeigt ihre Auswirkungen am meisten an den aktiven Stoffwechselorganen Leber, Magen, Nieren, Kreislauf und der Haut.

Dadurch kann es zur Abkühlung des Magens kommen, es entstehen schlechtere Verdauungssäfte und damit eine veränderte aktive Befeuchtung des Organismus. Eine Neigung zu Trockenheitserkrankungen (Kristallose) entsteht. Die durch Wärmemangel eingeschränkte Funktion der Stoffwechselorgane ist verantwortlich für eine trägere Blutbewegung, die Ver- und Entsorgung des Organismus wird gestört, und das Blut neigt zu erhöhter Viskosität (Blut wird dicker) mit Neigung zu Stauungen und Stockungen.

Venöse Leiden und Kristallose-Erkrankungen treten gehäuft auf. Unterschiedliches persönliches Temperament und die Konstitution sind immer dabei zu berücksichtigen. Vorab beschriebene Gedanken erklären die Neigung zu folgenden Erkrankungen:

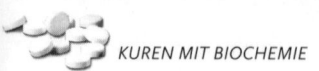
→ Trägheit der Kreislauf- und Lymphbewegung,
→ Stauungen und Stockungen der Milz,
→ Trägheit von Leber- und Nierenabsonderungen,
→ Steinleiden (z. B. Gallensteine, Nierensteine usw.),
→ Obstipation (Verstopfung),
→ venöse Leiden des Abdomens und der unteren Extremität,
→ Erkrankungen durch Übersäuerung und Rheuma,
→ Stimmungsschwankungen mit Tendenz zu Melancholie.

Der Spätsommer/Frühherbst unterliegt dem Element Erde. Dazu gehören die Organe Magen, Milz und Pankreas. Der Herbst unterliegt dem Element Metall, dem die Organe Dickdarm und Lunge zugeordnet werden.

Befeuchtende Maßnahmen für die Schleimhäute und die Haut sind in dieser Zeit sinnvoll – beispielsweise in Form einer Traubenkur, soweit sie vertragen wird. Wichtig ist auch, für ausreichend Schlaf zu sorgen. Bäder (Salz-, Natron-, Moorbäder) sind ebenso sinnvolle Maßnahmen. Trinken Sie zudem Tees wie z. B. Erdrauchtee (reinigt für den Herbst die Organe), Melissentee (befeuchtet mild die Schleimhäute und hellt auf) und Johanniskrauttee (erwärmt und nimmt die melancholische Stimmung).

Zudem sollte man darauf achten, die Atemfunktion des Körpers zu stärken. Atemübungen, Atemtherapie und Aufenthalt in viel frischer Luft verbessern den Gasaustausch.

Als Ernährung empfehlen sich leicht verdauliche Kost und Maßnahmen zur Unterstützung der Verdauung. Die kalorische Grundfunktion verbessern lässt sich durch ausreichende Bewegung und Anstrengung, Stabilisierung des Blutkreislaufes, Bewegung, Bürstungen und Güsse.

Unterstützen Sie die Reinigungsorgane durch Atmung, durch Verbesserung der Leber- und Nierenabsonderung, über verbesserte Hautatmung, angeregt z. B. durch Bürstenmassagen, durch die Beseitigung von Stauungen in Geweben und Blutgefäßen und die Vermeidung von chronisch kalten Füßen (ansteigende Fußbäder!).

Jetzt im Herbst – der Jahreszeit, die gekennzeichnet ist durch Kälte – treten vermehrt Erkrankungen des rheumatischen Formenkreises auf. Dazu gehören neben den entzündlichen Erscheinungen im Bereich der Gelenke und der Muskulatur auch die Steinleiden in den Nieren.

Hier geht es nicht nur um die Behandlung der vordergründigen Symptome, wie Schmerzen, Schwellungen und Rötung der akut entzündeten Gelenke, bzw. um die Beseitigung der brutalen Schmerzen einer akuten Nierenkolik. Mindestens genauso wichtig ist die Therapie der Stoffwechselsituation, die es überhaupt so weit kommen lässt, dass sich Ablagerungen und Kristalle in den Hohlräumen von Gelenken bzw. Nieren bilden können.

Hauptmittel bei allen rheumatischen Erkrankungen ist Nr. 9 Natrium phos. D 6 – vor- und nachmittags je 2 x 2 Tab. lutschen. Dadurch wird der Säure-Basen-Haushalt reguliert, und Kristallisate werden in Lösung gebracht. Nr. 10 Natrium sulf. D 6 (2 x 2 Tab. gegen 14 Uhr) bringt die Kristallisate zur Ausscheidung. Die Reorganisation der Gewebe wird unterstützt durch Nr. 11 Silicea D 6; bitte lutschen Sie abends 2 x 2 Tab.

Zu dieser Basistherapie kommen die biochemischen Mineralsalze der konkreten Beschwerden, von denen hier zwei Beispiele aufgegriffen sind:

→ Akut geschwollene und entzündete Gelenke erfordern Nr. 3 Ferrum phos. D 12. Nehmen Sie im Abstand von 10 Minuten jeweils 5 Tab. – am besten aufgelöst. Zusätzlich helfen Umschläge mit Magerquark; diese ziehen die Hitze ab und

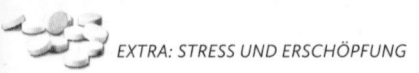

STRESS UND ERSCHÖPFUNG

Stresssymptome wie Gereiztheit, Überforderung, Erschöpfung, Traurigkeit oder innere Unruhe nehmen einem die Freude am Alltag und lassen den Wunsch nach Rückzug entstehen. Bevor ein Burn-out droht, gilt es, zu handeln und Körper und Seele Ruhe zu gönnen. Es gibt eine ganze Reihe Möglichkeiten, im normalen Alltagsgeschehen für Entspannung und Aufmunterung zu sorgen.

→ *In erster Linie verlangt es Körper und Geist nach Ruhe. Gönnen Sie sie ihm, wann immer möglich. Nehmen Sie sich – auch im Job – ein paar Minuten, um beispielsweise am Fenster zu stehen, den Blick schweifen zu lassen oder einen Tagtraum zuzulassen. Dies gilt auch für den Alltag zu Hause. Ein paar Minuten nur für sich schenken Kraft und neue Energie, den Herausforderungen zu begegnen!*

→ *Eine gesunde, vitaminreiche Ernährung, reich an den Mineralstoffen Magnesium und Kalium, unterstützt den Körper dabei, gegen körperlichen Stress anzugehen.*

→ *Moderater Sport, vielleicht auch mit anderen Menschen, hilft, Stress abzubauen, seinem Körper auf anderer Ebene zu begegnen und ihn neu zu erfahren (Was zeigt er mir, wie kann ich mich annehmen?) – und damit auch auf andere Gedanken zu kommen.*

→ *Meditationstechniken, Yoga oder Progressive Muskelentspannung geben einem Möglichkeiten an die Hand, auch in Zeiten großer Belastung zur Ruhe zu finden und neue Kraft zu tanken.*

→ *Gönnen Sie sich Zeit für sich und trinken Sie zweimal am Tag eine Tasse Tee, die der seelischen Aufmunterung dient. Lassen*

Sie sich in der Apotheke 20 g Johanniskraut, 20 g Melisse und 20 g Hopfenzapfen mischen. Von dieser Mischung 2 gehäufte Teelöffel mit ¼ Liter kochendem Wasser übergießen, 10 Minuten ziehen lassen, abseihen, über sechs Wochen tgl. morgens und mittags je 1 Tasse, ungesüßt, zu sich nehmen.

→ *Ein Vollbad mit Essenzen wie Rosmarin, Orange, Lavendel, Fichtennadel oder Melisse tut der Seele gut. Die Wärme des Wassers entspannt die unter Stress verkrampfte Muskulatur.*

Behandlung mit Schüßler-Salzen

Bei Erschöpfung

→ *Von Nr. 2 Calcium phos. D6 morgens 5 Tab. auflösen.*
→ *Von Nr. 5 Kalium phos. D6 mittags 5 Tab. auflösen.*
→ *Von Nr. 8 Natrium chlor. D6 bis 16 Uhr bis zu 3 x 2 Tab. und als Zwischenmittel von Nr. 22 Calcium carb. D6 täglich abends 2 Tab. lutschen.*

Bei Stress

Von Nr. 5 Kalium phos. D3 tgl. 5 x 3 Tab. im Mund zergehen lassen. Es hat eine ausgleichende Wirkung aufs Nervensystem. In Potenz D3 wirkt es anregend auf den Parasympathikus, fördert dadurch die Erholungsphase im Stressmechanismus. Von Nr. 14 Kalium brom. D6 tgl. 3 x 2 Tab. vor dem Essen oder 3 Tab. abends vor dem Schlafen im Mund zergehen lassen. Es wird der bei Stress krank machende erhöhte Tonus (die Anspannung) der Herz- und Skelettmuskulatur entspannt.

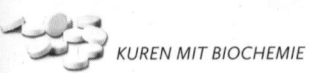

mildern so das entzündliche Geschehen. Beachten Sie die Ernährung: kein tierisches Eiweiß, keine Rohkost, kein rohes Obst.

→ Kolikschmerzen, hervorgerufen durch Steine, erfordern im Abstand von 10 Minuten die Einnahme der „Heißen 7" (10 Tab. Nr. 7 Magnesium phos. in heißem Wasser aufgelöst). Auch nach der Koliksituation ist diese Einnahme fortzusetzen, allerdings unter Verlängerung der Abstände.

Unterstützende Tees bei rheumatischen Erkrankungen sind Teufelskralle, Grüner Hafertee, Nierentee, Johanniskrauttee, Erdrauchtee, Melissentee, Lapachotee (antiviral, antibakteriell, antimykotisch, gut für das Immunsystem), Rotbuschtee (hat viele Mineralien), Angurate (Magentee) und Buchweizenkraut (Venentee, für die Gefäßabdichtung des Venen- und Lymphsystems).

Gesundheitspflege für den bevorstehenden Winter

November – draußen ist es nasskalt und unfreundlich. Wir denken mit wenig Begeisterung an die vier Monate, die vor uns liegen, bis das erste Grün uns signalisiert, dass der Frühling wieder einkehrt. Wir müssen die trübe Zeit durchstehen, und wir wollen es auch. Das ist gar nicht so schwer, denn uns steht ja der unerschöpfliche Schatz der altbewährten Naturheilkunde zur Verfügung. Bauen wir uns also ein einfaches Gesundheitsprogramm, damit wir gut durch den Winter kommen. Dabei haben wir uns um zwei Aufgaben zu kümmern: Der Kreislauf muss angeregt und das Immunsystem stabilisiert werden.

Der Kreislauf braucht Unterstützung, weil wir uns ja weniger bewegen als im Sommer. Es reicht keinesfalls, nur Pillen zu schlucken. Bewegen Sie sich oft in der frischen Luft; laufen, joggen und tanzen Sie; machen Sie Yoga, Atemübungen und Sport. Auf vernünftige, wärmende Kleidung ist dabei selbstverständlich zu achten.

Das alte klassische Rezept der Naturheilkunde sollte auch wieder zu Ehren kommen: das Schwitzen. Nehmen Sie einmal in der Woche ein gut warmes Bad, z. B. abwechselnd einmal mit Rosmarin- und einmal mit Rosskastanien-Zusatz. Trinken Sie dabei einen Tee, der zu gleichen Teilen aus Linden- und Holunderblüten besteht. Danach schwitzen Sie zugedeckt eine Stunde im Bett nach.

Für das Immunsystem brauchen wir in erster Linie Vitamine. Vor allem fehlt uns Vitamin D, das unser Körper normalerweise mithilfe des Sonnenlichts selbst produziert. Da uns die Sonne im Winter fehlt, müssen wir es uns auf andere Weise zuführen. Lebertran enthält viel Vitamin D, ist aber nicht jedermanns Sache. Ein sehr intensives Immunstimulans ist Vitamin C. Es ist in Hagebutten, Sanddorn, Kartoffeln und dem Kochwasser der Kartoffeln enthalten. Wegen des hohen Bedarfs an Vitamin C kann man es sich zusätzlich über Acerola-Lutschtabletten (Apotheke) zuführen. Die anderen Vitamine nehmen wir über lebendige Lebensmittel zu uns, in Form von Obst und Gemüse, Obst und Gemüsesäften. Zu empfehlen sind vor allem milchsauer vergorene Lebensmittel wie Sauerkraut und -saft, Kartoffelsaft, Rote-Bete-Saft usw. Dem Rote-Bete-Saft kommt dabei eine ganz besondere Bedeutung zu. Alle Säfte sind gut einzuspeicheln, zu kauen und warm bis spätestens 15 Uhr zu sich zu nehmen!

Achten Sie auf eine ausreichende Flüssigkeitszufuhr in Form von dünnen Kräutertees, Pflanzen- und Obstsäften und

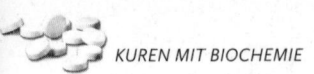

mindestens 1 Liter abgekochtem warmem Quellwasser. Die Flüssigkeitszufuhr liegt zwischen 1,5 bis 2,0 Litern pro Tag. Auf Kontrolle bei Neigung zu Ödemen bzw. Wasseransammlungen achten!

Holen wir uns für die kalte Jahreszeit noch Rat bei Dr. Schüßler. Er empfiehlt uns zwei Mittel, die wir im täglichen Wechsel von Allerheiligen bis Palmsonntag ganz regelmäßig nehmen sollten:

→ Nr. 3 Ferrum phos. D12: morgens 3–5 Tab. in etwas heißem Wasser auflösen und kauend trinken.

→ Nr. 5 Kalium phos. D6: bis spätestens 15 Uhr 3–5 Tab. in etwas heißem Wasser auflösen und kauend trinken.

Für Kinder setzen Sie entsprechend weniger Tabletten ein.

Dr. Schüßlers Herbst-Winter-Kur

Man nehme täglich je 5 Tab. von Nr. 3 Ferrum phos. D12, Nr. 5 Kalium phos. D6, Nr. 7 Magnesium phos. D6 und Nr. 10 Natrium sulf. D6, insgesamt also 20 Tabletten. Sie werden in ein Glas gegeben, das dann mit heißem Wasser aufgefüllt wird. Das Ganze wird umgerührt und morgens als Erstes in kleinen Schlucken kauend getrunken. Sie können auch jedes Salz mit 5 Tab. einzeln auflösen und über den Tag verteilen, alles sollte aber bis 15 Uhr getrunken sein.

Pro Tag ein Glas Rote-Bete-Saft und morgens 5 Tropfen Propolis-Extrakt auf etwas Zucker oder Brotrinde sind gute Stärkungsmittel für das Immunsystem.

Wer so gerüstet ist, braucht den Winter nicht zu fürchten.

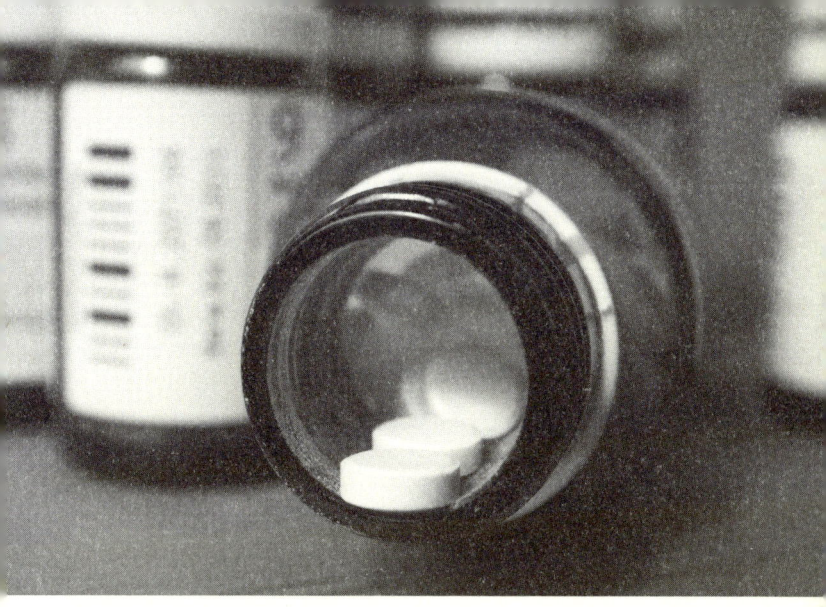

Symptomregister

Eine große Bandbreite von Beschwerden und Krankheiten können mithilfe von Schüßler-Salzen erfolgreich behandelt werden.

Bitte beachten Sie jedoch, dass Sie bei heftigen Schmerzen und Beschwerden unbedingt einen Arzt oder Heilpraktiker aufsuchen sollten.

Anhand der folgenden Vorgaben können Sie schnell und übersichtlich die für Sie geeignete Therapie herausfinden. In jedem Fall ist es jedoch sinnvoll, die Hintergrundinformationen und die detaillierten Beschreibungen zu den jeweiligen Schüßler-Salzen und -Salben nachzulesen.

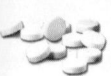

Einnahmevorschriften bzw. -empfehlungen

In unserer Tabelle verwenden wir die folgende Symbolik:

Allg. Regel:	2–3 x tgl. 1–2 Tabletten lutschen, am besten 30 Minuten vor oder nach einer Mahlzeit; evtl. „heiße" Version
Im Akutfall	1 Tablette alle 10 Minuten oder evtl. als „heiße" Version
▲	Die gekennzeichneten Mittel werden im Laufe eines Tages zeitversetzt bzw. im Wechsel eingenommen.
stdl. ▲	Die gekennzeichneten Mittel werden im stündlichen Wechsel eingenommen.
tgl. ▲	Die gekennzeichneten Mittel werden im täglichen Wechsel eingenommen bzw. dürfen nicht am selben Tag eingenommen werden.

Krankheitsbild/ Symptome		Mineralsalze	Einnahme/ Empfehlungen
Akne			
allgemein	▲	Nr. 3 Ferr. phos. D 12	Nr. 3 morgens, Nr. 4 vormittags, Nr. 8 vor 16 Uhr, Nr. 9 abends, jeweils 3–5 Tab. auflösen
	▲	Nr. 4 Kal. chlor. D 6	
	▲	Nr. 8 Natr. chlor. D 6	
	▲	Nr. 9 Natr. phos. D 6	
mit Entzündungen		Nr. 3 Ferr. phos. D 12	

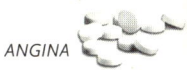

Krankheitsbild/ Symptome		Mineralsalze	Einnahme/ Empfehlungen
Pubertätsakne	▲	Nr. 11 Silicea D 12	
	▲	Nr. 12 Calc. sulf. D 6	
Allergien		*auch auf Absonderungen achten*	
zur Zellhüllen-stabilisierung		Nr. 2 Calcium phos. D 6	
Hauptmittel		Nr. 3 Ferr. phos. D 12	
Hauptmittel bei weiß-grauem Zungenbelag und weißer Schleim-absonderung		Nr. 4 Kal. chlor. D 6	
Hauptmittel bei Fließschnupfen, Niesen, tränenden Augen	▲	Nr. 8 Natr. chlor. D 6	Salbe Nr. 8
	▲	Nr. 10 Natr. sulf. D 6	häufige Gabe
Angina			
allgemein	stdl. ▲	Nr. 3 Ferr. phos. D 12	
	stdl. ▲	Nr. 4 Kal. chlor. D 6	
eitrig	stdl. ▲	Nr. 9 Natr. phos. D 6	Arzt konsultieren!
	stdl. ▲	Nr. 11 Silicea D 12	

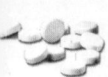

Krankheitsbild/ Symptome		Mineralsalze	Einnahme/ Empfehlungen
Asthma			*Arzt konsultieren!*
grundsätzlich		Nr. 3 Ferr. phos. D12	
		Nr. 4 Kal. chlor. D6	Nr. 4 zur Schleim- verflüssigung; je nach Zungenbelag evtl. im Wechsel mit Nr. 10
		Nr. 10 Natr. sulf. D6	
		Nr. 5 Kal. phos. D6	
		Nr. 6 Kal. sulf. D6	
Bronchialasthma		Nr. 2 Calc. phos. D6	
		Nr. 4 Kal. chlor. D6	
		Nr. 7 Magn. phos. D6	zur Entkrampfung
Augen			*Arzt konsultieren!*
Augenbrennen		Nr. 8 Natri- um chlor. D6	
Augenjucken		Nr. 7 Magn. phos. D6	
Augen tränen		Nr. 8 Natr. chlor. D6	auch als Salbe: leicht um die Augenhöhlen einklopfen
Bindehaut- entzündung akut		Nr. 3 Ferr. phos. D12	Augenabsonderun- gen beachten

Krankheitsbild/ Symptome		Mineralsalze	Einnahme/ Empfehlungen
Bindehaut- entzündung chronisch		Nr. 6 Kal. sulf. D 6	Augenabsonderun- gen beachten
Bandscheiben			*Arzt konsultieren!*
Beschwerden	▲	Nr. 1 Calc. fluor. D 12	morgens
	▲	Nr. 2 Calc. phos. D 6	vormittags
	▲	Nr. 8 Natr. chlor. D 6	vor 16 Uhr
	▲	Nr. 11 Silicea D 12	abends
		Nr. 7 Magn. phos. D 6	„Heiße 7" bei Schmerzen und zur Entspannung
Regeneration	tgl. ▲	Nr. 1 Calc. fluor. D 12	Tag A: morgens Nr. 1, vormittags oder nachmittags Nr. 8, mittags vor 15 Uhr Nr. 5, abends Nr. 11. Tag B: morgens Nr. 2, vormittags oder nachmittags Nr. 9, mittags vor 15 Uhr Nr. 5, abends Nr. 11. usw.
	tgl. ▲	Nr. 2 Calc. phos. D 6	
	▲	Nr. 5 Kal. phos. D 6	
	tgl. ▲	Nr. 8 Natr. chlor. D 6	
	tgl. ▲	Nr. 9 Natr. phos. D 6	
	▲	Nr. 11 Silicea D 12	

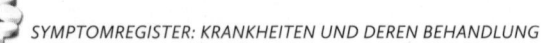

Krankheitsbild/ Symptome		Mineralsalze	Einnahme/ Empfehlungen
Besenreiser			
	▲	Nr. 1 Calc. fluor. D 12	Nr. 1 im Wechsel mit Nr. 4, dazu im täglichen Wechsel Nr. 9 oder Nr. 11
	▲	Nr. 4 Kal. chlor. D 6	
	tgl. ▲	Nr. 9 Natr. phos. D 6	
	tgl. ▲	Nr. 11 Silicea D 12	
Blähungen			
Hauptmittel		Nr. 7 Magn. phos. D 6	„Heiße 7"
kolikartig	▲	Nr. 7 Magn. phos. D 6	„Heiße 7" alle 5 Minuten im Wechsel mit „Heißer 6"
	▲	Nr. 6 Kal. sulf. D 6	
Blähungskoliken kleiner Kinder	▲	Nr. 7 Magn. phos. D 6	
	▲	Nr. 10 Natr. sulf. D 6	
Blasenentzündung			
allgemein		Nr. 3 Ferr. phos. D 12	
akut		Nr. 4 Kal. chlor. D 6	
		Nr. 7 Magn. phos. D 6	„Heiße 7" bei Schmerzen

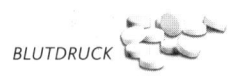

Krankheitsbild/ Symptome		Mineralsalze	Einnahme/ Empfehlungen
	▲	Nr. 8 Natr. chlor. D6	häufig wechseln
	▲	Nr. 9 Natr. phos. D6	
	▲	Nr. 10 Natr. sulf. D6	
mit Brennen		Nr. 8 Natr. chlor. D6	
chronisch	▲	Nr. 6 Kal. sulf. D6	
	▲	Nr. 11 Silicea D12	
	oder	Nr. 12 Calc. sulf. D6	als alleiniges Mittel
Blutdruck			*Arzt konsultieren!*
erhöht (Hypertonie)		Nr. 1 Calc. fluor. D12	morgens als „Heiße 1" mit 6 Tab.
		Nr. 3 Ferr. phos. D12	vor- und nachmittags je 5 Tab. als „Heiße 3"
		Nr. 7 Magn. phos. D6	mehrmals täglich „Heiße 7" mit 10 Tab.
niedrig (Hypotonie)	▲	Nr. 3 Ferr. phos. in D3	6 x tgl. 2 Tab.
	▲	Nr. 8 Natr. chlor. D6	3 x tgl. 2 Tab. (vor 16 Uhr)

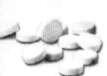

Krankheitsbild/ Symptome		Mineralsalze	Einnahme/ Empfehlungen
Bluterguss			
	▲	Nr. 1 Calc. fluor. D 12	morgens, auch äußere Anwendung als Salbe oder Tablettenbrei
	▲	Nr. 3 Ferr. phos. D 12	vormittags
	▲	Nr. 4 Kal. chlor. D 6	nachmittags
	▲	Nr. 11 Silicea D 12	abends
Blutreinigung			
	▲	Nr. 8 Natr. chlor. D 6	Hauptmittel
	▲	Nr. 9 Natr. phos. D 6	vor- und nachmittags
	▲	Nr. 10 Natr. sulf. D 6	gegen 14 Uhr
	▲	Nr. 11 Silicea D 12	abends
Blutungen			
bei Verletzungen		Nr. 3 Ferr. phos. D 12	auch als Tablettenbrei
Brechdurchfall			
allgemein	▲	Nr. 3 Ferr. phos. D 12	
	▲	Nr. 10 Natr. sulf. D 6	

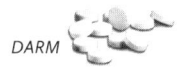

Krankheitsbild/ Symptome		Mineralsalze	Einnahme/ Empfehlungen
mit Fieber bis 38,5°C		Nr. 3 Ferr. phos. D12	
mit Kolik		Nr. 7 Magn. phos. D6	
Bronchialkatarrh			
mit Fieber bis 38,5°C		Nr. 3 Ferr. phos. D12	
Husten, bellend	stdl. ▲	Nr. 1 Calc. fluor. D12	auch als Salbe auf Brustbereich
	stdl. ▲	Nr. 2 Calc. phos. D6	
Husten, krampfartig		Nr. 7 Magn. phos. D6	
Husten, trocken	▲	Nr. 3 Ferr. phos. D12	häufige Gabe
	▲	Nr. 8 Natr. chlor. D6	
Cholesterinspiegel			
ausgleichend		Nr. 7 Magn. phos. D6	
Darm			
Darmkolik		Nr. 7 Magn. phos. D6	„Heiße 7" häufig
Darmschmerzen, krampfartig		Nr. 2 Calc. phos. D6	heiße Wickel, „Heiße 2"
		Nr. 7 Magn. phos. D6	„Heiße 7"
Darmträgheit (Obstipation)		Nr. 3 Ferr. phos. D12	Grundmittel

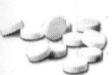

Krankheitsbild/ Symptome		Mineralsalze	Einnahme/ Empfehlungen
Durchfall			*Arzt konsultieren!*
allgemein	▲	Nr. 3 Ferr. phos. D 12	Hauptmittel
	▲	Nr. 8 Natr. chlor. D 6	ausreichend Flüssigkeit und Elektrolyte zuführen
mit akutem Bauchschmerz		Nr. 7 Magn. phos. D 6	
Ekzeme			
	▲	Nr. 6 Kal. sulf. D 6	häufige Gabe
	▲	Nr. 11 Silicea D 12	
Entzündung			
beginnend, 1. Stadium		Nr. 3 Ferr. phos. D 12	alle 5 Minuten 1 Tab.
mit Schleimbildung, 2. Stadium		Nr. 4 Kal. chlor. D 6	stdl. 1 Tab., evtl. öfters
chronisch, 3. Stadium		Nr. 6 Kal. sulf. D 6	
chronisch mit Eiterbildung, ohne Abfluss	▲	Nr. 9 Natr. phos. D 6	
	▲	Nr. 11 Silicea D 12	
chronisch mit Eiterbildung, mit Abfluss		Nr. 12 Calc. sulf. D 6	
mit Schwellung		Nr. 4 Kal. chlor. D 6	

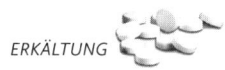

Krankheitsbild/ Symptome			Mineralsalze	Einnahme/ Empfehlungen
Erkältung				
allgemein	stdl. ▲		Nr. 3 Ferr. phos. D 12	ansteigende Fuß- bäder mit je 5 Tab.
	stdl. ▲		Nr. 4 Kal. chlor. D 6	Absonderungen beachten
	stdl. ▲		Nr. 8 Natr. chlor. D 6	
abklingend			Nr. 5 Kal. phos. D 6	Absonderungen beachten; nach- arbeiten mit den erwählten Mineral- salztabletten über mindestens 3 Wo- chen in reduzierter Einnahmedosierung (3 x 1 Tab.), zum Abschluss 1 Woche lang 2 x tgl. 1 Tab. Nr. 12
			Nr. 6 Kal. sulf. D 6	
			Nr. 8 Natr. chlor. D 6	
chronisch			Nr. 3 Ferr. phos. D 12	Ernährung beachten!
	▲		Nr. 4 Kal. chlor. D 6	
	▲		Nr. 6 Kalium sulf. D 6	
zur Vorbeugung	▲		Nr. 3 Ferr. phos. D 12	siehe auch Herbst-Winter-Kur
	▲		Nr. 5 Kal. phos. D 6	

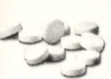

Krankheitsbild/ Symptome		Mineralsalze	Einnahme/ Empfehlungen
Erschöpfung			
	▲	Nr. 2 Calc. phos. D 6	
	▲	Nr. 5 Kal. phos. D 6	
	▲	Nr. 8 Natr. chlor. D 6	
		Nr. 22 Calc. carb. D 6	Zwischenmittel
Fieber			
bis 38,5 °C		Nr. 3 Ferr. phos. D 12	häufige Gabe, „Heiße 3"
über 38,5°C	▲	Nr. 5 Kal. phos. D 6	häufige Gabe, „Heiße 5"
	▲	Nr. 8 Natr. chlor. D 6	als Zwischenmittel ca. alle 2 Stunden
Fieberkrampf	▲	Nr. 3 Ferr. phos. D 12	Arzt konsultieren! häufige Gabe
	▲	Nr. 8 Natr. chlor. D 6	häufige Gabe
Gastritis			
akut		Nr. 3 Ferr. phos. D 12	
mit Wasserzu- sammenlaufen im Mund, Erbrechen		Nr. 8 Natr. chlor. D 6	auch als Salbe
Schmerzen sofort nach dem Essen, nach kalten Getränken		Nr. 2 Calc. phos. D 6	

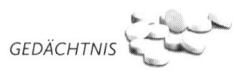

Krankheitsbild/ Symptome		Mineralsalze	Einnahme/ Empfehlungen
Gastroenteritis	▲	Nr. 2 Calc. phos. D 6	
	▲	Nr. 17 Mang. sulf. D 6	
Gastritis, nervlich bedingt		Nr. 5 Kal. phos. D 6	
Gedächtnis			
Ermüdung	▲	Nr. 5 Kal. phos. D 6	Ernährung beachten!
	▲	Nr. 8 Natr. chlor. D 6	
Gedächtnislücken	▲	Nr. 5 Kal. phos. D 6	
	▲	Nr. 8 Natr. chlor. D 6	
	tgl. ▲	Nr. 10 Natr. sulf. D 6	abends
	tgl. ▲	Nr. 11 Silicea D 12	abends
Gedächtnis- schwäche	▲	Nr. 2 Calc. phos. D 6	morgens
	▲	Nr. 5 Kal. phos. D 6	mittags
	▲	Nr. 8 Natr. chlor. D 6	vor- und nachmittags
	▲	Nr. 11 Silicea D 12	abends

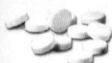

Krankheitsbild/ Symptome		Mineralsalze	Einnahme/ Empfehlungen
Gelenke			
Gelenkschmiere	▲	Nr. 4 Kal. chlor. D 6	vormittags 3–5 Tab. auflösen
	▲	Nr. 8 Natr. chlor. D 6	vor 16 Uhr 2 x 2 Tab. lutschen
knackend	▲	Nr. 1 Calc. fluor. D 12	morgens
	▲	Nr. 11 Silicea D 12	abends
		Nr. 15 Kal. jod. D 6	Zwischenmittel
Knorpelbildung	▲	Nr. 1 Calc. fluor. D 12	morgens, auch als Salbe
	▲	Nr. 4 Kal. chlor. D 6	vormittags
	▲	Nr. 8 Natr. chlor. D 6	vor 16 Uhr
	▲	Nr. 2 Calc. phos. D 6	als Zwischenmittel Nr. 2, Nr. 5, Nr. 9 und Nr. 11 im Wechsel
	▲	Nr. 9 Natr. phos. D 6	
	▲	Nr. 5 Kal. phos. D 6	
	▲	Nr. 11 Silicea D 12	

Krankheitsbild/ Symptome		Mineralsalze	Einnahme/ Empfehlungen
steif	tgl. ▲	Nr. 7 Magn. phos. D 6	Tag A: Nr. 7 häufige Gabe; Tag B: Nr. 2 vormittags, Nr. 8 vor 16 Uhr, Nr. 11 abends usw.
	tgl. ▲	Nr. 2 Calc. phos. D 6	
	▲	Nr. 8 Natr. chlor. D 6	
	▲	Nr. 11 Silicea D 12	
Schwellungen, akut		Nr. 3 Ferr. phos. D 12	
Schwellungen, allgemein	▲	Nr. 1 Calc. fluor. D 12	
	▲	Nr. 2 Calc. phos. D 6	
		Nr. 4 Kal. chlor. D 6	bei weißgrauem Zungenbelag
		Nr. 5 Kal. phos. D 6	
		Nr. 8 Natr. chlor. D 6	
Schwellungen, entzündlich	▲	Nr. 3 Ferr. phos. D 12	
	▲	Nr. 4 Kal. chlor. D 6	häufige Gabe
	▲	Nr. 7 Magn. phos. D 6	
Gemütszustände			
Hauptmittel	▲	Nr. 5 Kal. phos. D 6	häufige Gabe

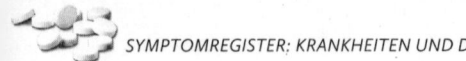

Krankheitsbild/ Symptome		Mineralsalze	Einnahme/ Empfehlungen
	▲	Nr. 8 Natr. chlor. D6	
ängstlich	▲	Nr. 2 Calc. phos. D6	
	▲	Nr. 8 Natr. chlor. D6	
gereizt, lebhaft	▲	Nr. 2 Calc. phos. D6	häufige Gabe
	▲	Nr. 11 Silicea D12	
niedergeschlagen, depressiv		Nr. 5 Kal. phos. D6	
schreckhaft	▲	Nr. 5 Kal. phos. D6	
	▲	Nr. 8 Natr. chlor. D6	
	▲	Nr. 11 Silicea D12	
innere Unruhe		Nr. 7 Magn. phos. D6	„Heiße 7"
wechselhaft	▲	Nr. 5 Kal. phos. D6	
	▲	Nr. 8 Natr. chlor. D6	
Neigung zum Weinen	▲	Nr. 5 Kal. phos. D6	
	▲	Nr. 8 Natr. chlor. D6	

Krankheitsbild/ Symptome		Mineralsalze	Einnahme/ Empfehlungen
zaghaft		Nr. 2 Calc. phos. D6	
Grippe			
allgemein		Nr. 3 Ferr. phos. D12	
		Nr. 10 Natr. sulf. D6	
mit Fieber über 38,5°C	▲	Nr. 5 Kal. phos. D6	häufige Gabe
	▲	Nr. 8 Natr. chlor. D6	als Zwischenmittel alle 2 Stunde
Vorbeugung	▲	Nr. 3 Ferr. phos. D12	
	▲	Nr. 5 Kal. phos. D6	
Haare			
brüchig, spaltend		Nr. 11 Silicea D12	
Haarwuchs anregend		Nr. 11 Silicea D12	lange Einnahme nötig
Schuppenbildung		Nr. 8 Natr. chlor. D6	
Halsentzündung			*Salbenanwendungen*
allgemein	▲	Nr. 3 Ferr. phos. D12	häufige Gabe
	▲	Nr. 4 Kal. chlor. D6	
eitrig, ohne Abfluss	▲	Nr. 9 Natr. phos. D6	

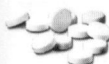

Krankheitsbild/ Symptome		Mineralsalze	Einnahme/ Empfehlungen
	▲	Nr. 11 Silicea D 12	
eitrig, mit Abfluss		Nr. 12 Calc. sulf. D 6	
Mandeln gerötet		Nr. 3 Ferr. phos. D 12	
		Nr. 9 Natr. phos. D 6	
Schluckbeschwer-den		Nr. 10 Natr. sulf. D 6	
Harnwege			
Harnwege akut entzündet	▲	Nr. 3 Ferr. phos. D 12	häufige Gabe
	▲	Nr. 8 Natr. chlor. D 6	
		Nr. 7 Magn. phos. D 6	„Heiße 7"
Harnwege chro-nisch entzündet	tgl.▲	Nr. 6 Kal. sulf. D 6	
	tgl.▲	Nr. 10 Natr. sulf. D 6	
	tgl.▲	Nr. 12 Calc. sulf. D 6	
		Nr. 4 Kal. chlor. D 6	
		Nr. 5 Kal. phos. D 6	

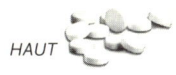

Krankheitsbild/ Symptome		Mineralsalze	Einnahme/ Empfehlungen
Haut			
Abschuppung		Nr. 6 Kal. sulf. D6	
gerötet, fleckig		Nr. 3 Ferr. phos. D12	häufige Gabe
	▲	Nr. 7 Magn. phos. D6	
	▲	Nr. 11 Silicea D12	
Knötchen, warzenähnlich	▲	Nr. 1 Calc. fluor. D12	auch als Breiauflage
	▲	Nr. 4 Kal. chlor. D6	
	▲	Nr. 10 Natr. sulf. D6	auch als Breiauflage
rau, rissig, schrundig	tgl.▲	Nr. 1 Calc. fluor. D12	auch als Salbe
	tgl.▲	Nr. 2 Calc. phos. D6	auch als Salbe
schlaff	▲	Nr. 1 Calc. fluor. D12	
	▲	Nr. 11 Silicea D12	
trocken		Nr. 8 Natr. chlor. D6	
unrein		Nr. 11 Silicea D12	

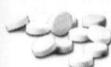

Krankheitsbild/ Symptome		Mineralsalze	Einnahme/ Empfehlungen
Heiserkeit			
akut	▲	Nr. 3 Ferr. phos. D12	
	▲	Nr. 4 Kal. chlor. D6	
belegte Stimme		Nr. 9 Natr. phos. D6	Räuspern löst
		Nr. 4 Kal. chlor. D6	Räuspern löst nicht
chronisch	▲	Nr. 4 Kal. chlor. D6	
	▲	Nr. 6 Kal. sulf. D6	
mit trockenem Hustenreiz	▲	Nr. 3 Ferr. phos. D12	
	▲	Nr. 8 Natr. chlor. D6	
nach Überanstrengung der Stimmbänder	stdl.▲	Nr. 5 Kal. phos. D6	
	stdl.▲	Nr. 7 Magn. phos. D6	
Herpes			
sofort		Nr. 7 Magn. phos. D6	häufige Gabe

Krankheitsbild/ Symptome		Mineralsalze	Einnahme/ Empfehlungen
Hauptmittel	▲	Nr. 8 Natr. chlor. D 6	Breiauflage mit Nr. 8 auf das beginnende Bläschen
	▲	Nr. 5 Kal. phos. D 6	
	▲	Nr. 10 Natr. sulf. D 6	
	▲	Nr. 11 Silicea D 12	
Heuschnupfen			
akut	▲	Nr. 2 Calc. phos. D 6	auf Zungenbelag und Absonderungen achten, sehr häufige Gabe, Salbenanwendungen, v. a. Salbe Nr. 8 in die Nase, um die Augenhöhlen, Ellenbeugen, Ohren
	▲	Nr. 3 Ferr. phos. D 12	
	▲	Nr. 8 Natr. chlor. D 6	
aufgedunsenes Gesicht	▲	Nr. 8 Natr. chlor. D 6	
	▲	Nr. 10 Natr. sulf. D 6	
vorbeugend	▲	Nr. 2 Calc. phos. D 6	ca. 6 Wochen vor Einsetzen des Pollenflugs beginnen
	▲	Nr. 3 Ferr. phos. D 12	
	▲	Nr. 8 Natr. chlor. D 6	

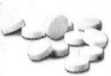

Krankheitsbild/ Symptome		Mineralsalze	Einnahme/ Empfehlungen
Husten			
bellend		Nr. 2 Calc. phos. D 6	
krampfartig		Nr. 2 Calc. phos. D 6	auch als Salbe, auf Brust auftragen
		Nr. 7 Magn. phos. D 6	„Heiße 7"
locker, Schmerz in der Brust		Nr. 10 Natr. sulf. D 6	
quälend, trocken		Nr. 17 Mang. sulf. D 6	
trocken, ohne Auswurf	▲	Nr. 3 Ferr. phos. D 12	
	▲	Nr. 8 Natr. chlor. D 6	
trocken, rau		Nr. 15 Kal. jod. D 6	
Rasselgeräusche, Besserung an frischer Luft		Nr. 6 Kal. sulf. D 6	
lang andauernder Erkältungshusten		Nr. 15 Kal. jod. D 6	
festsitzender, schwer abhustbarer Schleim		Nr. 4 Kal. chlor. D 6	
Immunsystem			
zur Kräftigung	tgl. ▲	Nr. 2 Calc. phos. D 6	

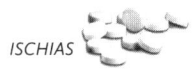

Krankheitsbild/ Symptome		Mineralsalze	Einnahme/ Empfehlungen
	tgl. ▲	Nr. 3 Ferr. phos. D12	
	tgl. ▲	Nr. 6 Kal. sulf. D6	
	tgl. ▲	Nr. 7 Magn. phos. D6	
	tgl. ▲	Nr. 9 Natr. phos. D6	
	tgl. ▲	Nr. 23 Natr. bicarb. D6	
Insektenstiche			*häufige Gabe*
allgemein		Nr. 8 Natr. chlor. D6	auch als Salbe oder Tablettenbrei: auf Stichstelle auftragen
Bienenstich		Nr. 4 Kal. chlor. D6	
Verdacht auf Blutvergiftung		Nr. 5 Kal. phos. D6	Arzt konsultieren!
bei Schwellung		Nr. 4 Kal. chlor. D6	
Ischias			
Ausstrahlung in die Hüfte	▲	Nr. 5 Kal. phos. D6	
	▲	Nr. 9 Natr. phos. D6	
	▲	Nr. 11 Silicea D12	

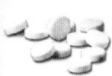

Krankheitsbild/ Symptome		Mineralsalze	Einnahme/ Empfehlungen
chronisch, rezidiv (wiederkehrend)	▲	Nr. 1 Calc. fluor. D12	
	▲	Nr. 11 Silicea D12	
Kribbeln, Taubheits- gefühl		Nr. 2 Calc. phos. D6	Hauptmittel
		Nr. 7 Magn. phos. D6	Hauptmittel
Schmerz, ausstrahlend- reißend		Nr. 8 Natr. chlor. D6	
Schmerz, schießend	▲	Nr. 5 Kal. phos. D6	„Heiße 5"
	▲	Nr. 7 Magn. phos. D6	„Heiße 7"
Juckreiz			
Hauptmittel bei allen Formen		Nr. 7 Magn. phos. D6	„Heiße 7"
		Nr. 2 Calc. phos. D6	„Heiße 2", falls durch Nr. 7 keine Besserung
allgemeines Haut- jucken, tagsüber auftretend		Nr. 11 Silicea D12	
allgemeines Haut- jucken, nächtlich auftretend		Nr. 6 Kal. sulf. D6	
Knochen			
Aufbau	tgl. ▲	Nr. 1 Calc. fluor. D12	

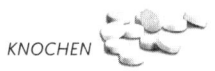

Krankheitsbild/ Symptome		Mineralsalze	Einnahme/ Empfehlungen
	tgl. ▲	Nr. 2 Calc. phos. D 6	
		Nr. 7 Magn. phos. D 6	
Auswüchse	▲	Nr. 1 Calc. fluor. D 12	morgens, auch als Salbe
	▲	Nr. 11 Silicea D 12	abends, auch als Salbe
brüchig	tgl. ▲	Nr. 1 Calc. fluor. D 12	
	tgl. ▲	Nr. 2 Calc. phos. D 6	
		Nr. 7 Magn. phos. D 6	
Bruch, akut	stdl. ▲	Nr. 1 Calc. fluor. D 12	jeweils auch als Salbe
	stdl. ▲	Nr. 2 Calc. phos. D 6	
	stdl. ▲	Nr. 3 Ferr. phos. D 12	
	stdl. ▲	Nr. 8 Natr. chlor. D 6	
	stdl. ▲	Nr. 11 Silicea D 12	
Beschwerden an alten Bruchstellen		Nr. 7 Magn. phos. D 6	bei akutem Schmerz
	▲	Nr. 8 Natr. chlor. D 6	
	▲	Nr. 9 Natr. phos. D 6	

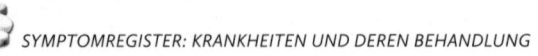

Krankheitsbild/ Symptome		Mineralsalze	Einnahme/ Empfehlungen
	▲	Nr. 11 Silicea D 12	
Bruch mit Schwellung		Nr. 4 Kal. chlor. D 6	
Koliken			
allgemein		Nr. 7 Magn. phos. D 6	als „Heiße 7"
bei Kindern mit Anziehen der Beine		Nr. 7 Magn. phos. D 6	
bei Säuglingen mit Durchfall	▲	Nr. 2 Calc. phos. D 6	
	▲	Nr. 8 Natr. chlor. D 6	
mit saurem Aufstoßen		Nr. 9 Natr. phos. D 6	
in der Nabelgegend	▲	Nr. 7 Magn. phos. D 6	
	▲	Nr. 10 Natr. sulf. D 6	
mit übelriechenden Stühlen		Nr. 5 Kal. phos. D 6	
mit grasgrünen Stühlen		Nr. 10 Natr. sulf. D 6	
mit Windstauungen		Nr. 10 Natr. sulf. D 6	
bei Säuglingen mit Durchfall	▲	Nr. 2 Calc. phos. D 6	
	▲	Nr. 3 Ferr. phos. D 12	

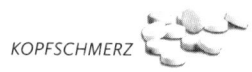

Krankheitsbild/ Symptome		Mineralsalze	Einnahme/ Empfehlungen
	▲	Nr. 8 Natr. chlor. D 6	
Kopfschmerz			
dumpf		Nr. 6 Kal. sulf. D 6	
einseitig, Migräne	▲	Nr. 7 Magn. phos. D 6	„Heiße 7"
	▲	Nr. 8 Natr. chlor. D 6	
mit Fieber bis 38,5 °C		Nr. 3 Ferr. phos. D 12	
durch geistige Überanstrengung	▲	Nr. 5 Kal. phos. D 6	
	▲	Nr. 8 Natr. chlor. D 6	
bei Berührung der Haare		Nr. 11 Silicea D 12	
hämmernd, im Hinterkopf beginnend	▲	Nr. 8 Natr. chlor. D 6	
	▲	Nr. 11 Silicea D 12	
bei Kindern	▲	Nr. 5 Kal. phos. D 6	
	▲	Nr. 3 Ferr. phos. D 12	Zwischenmittel
Schulkopfschmerz		Nr. 2 Calc. phos. D 6	morgens als „Heiße 2" mit 5 Tab.; Salbe Nr. 2 auf Schmerzstellen einklopfen

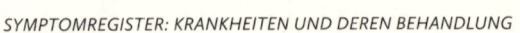

Krankheitsbild/ Symptome		Mineralsalze	Einnahme/ Empfehlungen
vom Nacken zum Hinterkopf		Nr. 8 Natr. chlor. D 6	
am Oberhaupt		Nr. 10 Natr. sulf. D 6	
mit großer Schwäche		Nr. 5 Kal. phos. D 6	
rasend		Nr. 8 Natr. chlor. D 6	
stechend	▲	Nr. 7 Magn. phos. D 6	
	▲	Nr. 11 Silicea D 12	
Stirnkopfschmerz		Nr. 9 Natr. phos. D 6	
bei oder nach Überanstrengung	▲	Nr. 2 Calc. phos. D 6	
	▲	Nr. 3 Ferr. phos. D 12	
Stelle wechselnd		Nr. 6 Kal. sulf. D 6	als „Heiße 6"
Krampfadern			
Hauptmittel		Nr. 1 Calc. fluor. D 12	auch als Salbe
allgemein	tgl. ▲	Nr. 4 Kal. chlor. D 6	als Kur
	tgl. ▲	Nr. 7 Magn. phos. D 6	
	tgl. ▲	Nr. 9 Natr. phos. D 6	

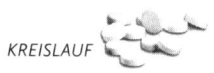

Krankheitsbild/ Symptome		Mineralsalze	Einnahme/ Empfehlungen
	tgl. ▲	Nr. 11 Silicea D 12	
mit Entzündung		Nr. 3 Ferr. phos. D 12	
zur Vorbeugung	▲	Nr. 4 Kal. chlor. D 6	morgens
	▲	Nr. 9 Natr. phos. D 6	vormittags
	▲	Nr. 11 Silicea D 12	abends
Krämpfe			
allgemein		Nr. 7 Magn. phos. D 6	
		Nr. 2 Calc. phos. D 6	falls durch Nr. 7 keine Besserung
hysterisch		Nr. 8 Natr. chlor. D 6	
Wadenkrampf		Nr. 7 Magn. phos. D 6	
		Nr. 2 Calc. phos. D 6	falls durch Nr. 7 keine Besserung
	▲	Nr. 5 Kal. phos. D 6	
	▲	Nr. 8 Natr. chlor. D 6	
Kreislauf			
Schwäche	▲	Nr. 5 Kal. phos. D 6	

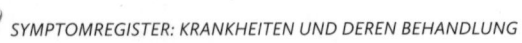

Krankheitsbild/ Symptome		Mineralsalze	Einnahme/ Empfehlungen
	▲	Nr. 7 Magn. phos. D6	
Störungen	▲	Nr. 2 Calc. phos. D6	häufige Gabe
	▲	Nr. 5 Kal. phos. D6	
	▲	Nr. 7 Magn. phos. D6	
	▲	Nr. 8 Natr. chlor. D6	
Lippen			
Bläschen	▲	Nr. 5 Kal. phos. D6	zusätzl. Nr. 8 als Tablettenbrei auftragen
	▲	Nr. 8 Natr. chlor. D6	
gesprungen, geschwollen	▲	Nr. 6 Kal. sulf. D6	auch als Salbe
	▲	Nr. 8 Natr. chlor. D6	
rissig		Nr. 1 Calc. fluor. D12	auch als Salbe
Lungenentzündung			
bei Fieber unter 38,5°C		Nr. 3 Ferr. phos. D12	
bei Fieber über 38,5°C	▲	Nr. 5 Kal. phos. D6	
	▲	Nr. 8 Natr. chlor. D6	als Zwischenmittel alle 2 Stunden

Krankheitsbild/ Symptome		Mineralsalze	Einnahme/ Empfehlungen
zur Lösung des Hustens		Nr. 4 Kal. chlor. D 6	
Nachbehandlung, monatelang	▲	Nr. 2 Calc. phos. D 6	morgens
	▲	Nr. 5 Kal. phos. D 6	mittags
	▲	Nr. 8 Natr. chlor. D 6	bis 16 Uhr
Magenschmerzen			
allgemein	▲	Nr. 3 Ferr. phos. D 12	
	▲	Nr. 7 Magn. phos. D 6	
mit Druck und Völlegefühl		Nr. 10 Natr. sulf. D 6	
nach fetten Speisen		Nr. 9 Natr. phos. D 6	
bei Krämpfen		Nr. 7 Magn. phos. D 6	
Magennerven- stärkung		Nr. 5 Kal. phos. D 6	
sofort nach dem Essen und nach kalten Getränken		Nr. 2 Calc. phos. D 6	
Übersäuerung	▲	Nr. 9 Natr. phos. D 6	morgens
	▲	Nr. 10 Natr. sulf. D 6	mittags
	▲	Nr. 11 Silicea D 6	abends; Potenz D 6!

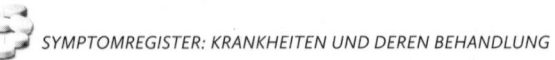

Krankheitsbild/ Symptome		Mineralsalze	Einnahme/ Empfehlungen
Mandeln			
Mandelentzündung		Nr. 3 Ferr. phos. D 12	
eitrig ohne Abfluss	▲	Nr. 9 Natr. phos. D 6	
	▲	Nr. 11 Silicea D 12	
eitrig mit Abfluss		Nr. 12 Calc. sulf. D 6	Arzt konsultieren!
Mandelentzündung, chronisch	tgl. ▲	Nr. 6 Kal. sulf. D 6	
	tgl. ▲	Nr. 12 Calc. sulf. D 6	
Menstruation			
Blutung zu kurz oder zu lang		Nr. 2 Calc. phos. D 6	
Blutung zu stark		Nr. 1 Calc. fluor. D 12	zur Stärkung der Bänder
Periode schmerzhaft		Nr. 1 Calc. fluor. D 12	
		Nr. 2 Calc. phos. D 6	
		Nr. 7 Magn. phos. D 6	„Heiße 7"
Periode spät		Nr. 3 Ferr. phos. D 12	

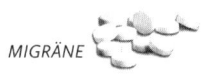

Krankheitsbild/ Symptome		Mineralsalze	Einnahme/ Empfehlungen
Migräne			
allgemein		Nr. 10 Natr. sulf. D6	Hauptmittel
		Nr. 2 Calc. phos. D6	als „Heiße 2"
		Nr. 7 Magn. phos. D6	als „Heiße 7"
		Nr. 8 Natr. chlor. D6	
bei Kreislauf-störungen		Nr. 3 Ferr. phos. D12	
		Nr. 5 Kal. phos. D6	
		Nr. 7 Magn. phos. D6	
		Nr. 8 Natr. chlor. D6	
bei starker Nervosität		Nr. 3 Ferr. phos. D12	häufige Gabe
		Nr. 5 Kal. phos. D6	
		Nr. 7 Magn. phos. D6	
bei Verdauungs-schwäche	▲	Nr. 3 Ferr. phos. D12	vormittags; auf richtige Ernährung achten
	▲	Nr. 5 Kal. phos. D6	mittags
	▲	Nr. 7 Magn. phos. D6	abends

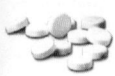

Krankheitsbild/ Symptome		Mineralsalze	Einnahme/ Empfehlungen
durch Über- säuerung	▲	Nr. 9 Natr. phos. D6	morgens
	▲	Nr. 10 Natr. sulf. D6	mittags
	▲	Nr. 11 Silicea D6	abends; Potenz D6!
Muskelkater			
Behandlung		Nr. 7 Magn. phos. D6	als „Heiße 7"
	tgl. ▲	Nr. 6 Kal. sulf. D6	auch als Salbe
	tgl. ▲	Nr. 10 Natr. sulf. D6	auch als Salbe
Vorbeugung		Nr. 3 Ferr. phos. D12	
Nägel			
allgemein	▲	Nr. 1 Calc. fluor. D12	morgens, auch als Salbe
	▲	Nr. 11 Silicea D12	abends, auch als Salbe
brüchig	▲	Nr. 1 Calc. fluor. D12	morgens, auch als Salbe
	▲	Nr. 11 Silicea D12	abends, auch als Salbe
eingewachsen	▲	Nr. 4 Kal. chlor. D6	
	▲	Nr. 11 Silicea D12	

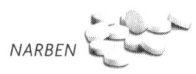

Krankheitsbild/ Symptome		Mineralsalze	Einnahme/ Empfehlungen
gespalten	▲	Nr. 1 Calc. fluor. D12	morgens, auch als Salbe
	▲	Nr. 11 Silicea D12	abends, auch als Salbe
verformt	▲	Nr. 1 Calc. fluor. D12	morgens, auch als Salbe
	▲	Nr. 11 Silicea D12	abends, auch als Salbe
Narben			
zu Anfang der Narbenbildung		Nr. 3 Ferr. phos. D12	
Aufbrechen von Narben	▲	Nr. 8 Natr. chlor. D6	
	▲	Nr. 5 Kal. phos. D6	
Heilung fördernd	▲	Nr. 3 Ferr. phos. D12	auch Salbenan-wendung: Nr. 3 bei rötlichen, Nr. 4 bei milchig-bläulichen Narben, jew. im Wechsel mit Nr. 11
	▲	Nr. 4 Kal. chlor. D6	
	▲	Nr. 11 Silicea D12	
Narbenpflege	▲	Nr. 1 Calc. fluor. D12	über einen längeren Zeitraum, Nr. 1 auch als Salbe
	▲	Nr. 4 Kal. chlor. D6	
Verhärtung	▲	Nr. 1 Calc. fluor. D12	morgens, auch als Salbe
	▲	Nr. 11 Silicea D12	abends, auch als Salbe

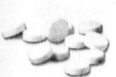

Krankheitsbild/ Symptome		Mineralsalze	Einnahme/ Empfehlungen
Nasenbluten			
allgemein		Nr. 2 Calc. phos. D6	
		Nr. 6 Kal. sulf. D6	
bei Kindern	▲	Nr. 2 Calc. phos. D6	
	▲	Nr. 3 Ferr. phos. D12	
Nebenhöhlen		*auch auf Absonderungen achten*	
Nebenhöhlen-entzündung, akut		Nr. 3 Ferr. phos. D12	
Nebenhöhlen-entzündung	▲	Nr. 4 Kal. chlor. D6	
	▲	Nr. 6 Kal. sulf. D6	
Nebenhöhlen-vereiterung, ohne Abfluss	▲	Nr. 9 Natr. phos. D6	
	▲	Nr. 11 Silicea D12	
mit Abfluss		Nr. 12 Calc. sulf. D6	
Nerven			
zur Beruhigung		Nr. 2 Calc. phos. D6	
		Nr. 7 Magn. phos. D6	
gereizt		Nr. 11 Silicea D12	

Krankheitsbild/ Symptome		Mineralsalze	Einnahme/ Empfehlungen
Leitfähigkeit der Nerven fördern		Nr. 11 Silicea D 12	
zur Stärkung der Nerven	▲	Nr. 2 Calc. phos. D 6	morgens
	▲	Nr. 5 Kal. phos. D 6	mittags
	▲	Nr. 8 Natr. chlor. D 6	vor 16 Uhr
	▲	Nr. 7 Magn. phos. D 6	abends
Neurodermitis			
zur Stabilisierung der Haut	▲	Nr. 2 Calc. phos. D 6	Hauptmittel
	▲	Nr. 4 Kal. chlor. D 6	
	▲	Nr. 6 Kal. sulf. D 6	
bei Übersäuerung	▲	Nr. 9 Natr. phos. D 6	Hauptmittel, morgens
	▲	Nr. 10 Natr. sulf. D 6	mittags
	▲	Nr. 11 Silicea D 6	abends; Potenz D 6!
Zwischenmittel		Nr. 10 Natr. sulf. D 6	als Salbe abends auf den Oberbauch auftragen; nicht am gleichen Tag mit Nr. 6
bei wässrigen Bläschen		Nr. 8 Natr. chlor. D 6	

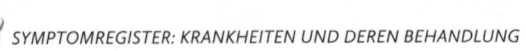

Krankheitsbild/ Symptome		Mineralsalze	Einnahme/ Empfehlungen
gegen Juckreiz		Nr. 7 Magn. phos. D6	„Heiße 7"
Ohrenerkrankungen			*Arzt konsultieren!*
Entzündung, akut	▲	Nr. 3 Ferr. phos. D12	häufige Gabe
	▲	Nr. 5 Kal. phos. D6	
Furunkel		Nr. 4 Kal. chlor. D6	häufige Gabe
ohne Abfluss	stdl. ▲	Nr. 9 Natr. phos. D6	häufige Gabe
	stdl. ▲	Nr. 11 Silicea D12	
mit Abfluss		Nr. 12 Calc. sulf. D6	nach Spontan-öffnung
als Folge von Grippe		Nr. 10 Natr. sulf. D6	
Hörstörungen allgemein	▲	Nr. 1 Calc. fluor. D12	über längeren Zeitraum: Nr. 1 vormittags bis zu 3 x 2 Tab., Nr. 3 vor- und nach-mittags 3 x 2 Tab.
	▲	Nr. 3 Ferr. phos. D12	
Hörsturz		Nr. 3 Ferr. phos. D12	häufige Gabe
Katarrh (auch der Eustach'schen Röhre)		Nr. 4 Kal. chlor. D6	
		Nr. 11 Silicea D12	

Krankheitsbild/ Symptome		Mineralsalze	Einnahme/ Empfehlungen
Ohrensausen		Nr. 7 Magn. phos. D6	
		Nr. 11 Silicea D12	
Ohrgeräusche (Tinnitus)		Nr. 1 Calc. fluor. D12	
		Nr. 2 Calc. phos. D6	
		Nr. 3 Ferr. phos. D12	
		Nr. 4 Kal. chlor. D6	
		Nr. 10 Natr. sulf. D6	
		Nr. 11 Silicea D12	
Ohrgeräusche durch Blutfülle (Pulsschlag im Ohr)		Nr. 3 Ferr. phos. D12	
Ohrgeräusche brummend		Nr. 3 Ferr. phos. D12	
Ohrgeräusche pfeifend (bei Arteriosklerose)		Nr. 1 Calc. fluor. D12	vormittags 2 x 2 Tab., auch als Salbe, über lange Zeit
Schwerhörigkeit, altersbedingt	▲	Nr. 1 Calc. fluor. D12	morgens, auch als Salbe
	▲	Nr. 11 Silicea D12	abends, auch als Salbe

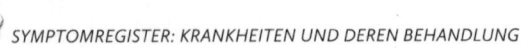

Krankheitsbild/ Symptome		Mineralsalze	Einnahme/ Empfehlungen
Ohrenschmerzen			
blitzartig		Nr. 7 Magn. phos. D6	„Heiße 7"
		Nr. 10 Natr. sulf. D6	
pulsierend		Nr. 3 Ferr. phos. D12	
scharf, schneidend		Nr. 6 Kal. sulf. D6	
mit Schwellung		Nr. 4 Kal. chlor. D6	
stechend, klopfend		Nr. 3 Ferr. phos. D12	
Prellungen			
durch Schlag, Stoß		Nr. 3 Ferr. phos. D12	Hauptmittel
bei Schwellung zur Resorption	▲	Nr. 4 Kal. chlor. D6	
	▲	Nr. 11 Silicea D12	auch als Salbe
mit Verhärtung		Nr. 1 Calc. fluor. D12	auch als Salbe
Puls			
erhöht		Nr. 2 Calc. phos. D6	häufige Gabe
		Nr. 7 Magn. phos. D6	als Zwischenmittel

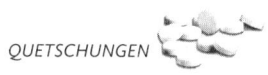
Krankheitsbild/ Symptome		Mineralsalze	Einnahme/ Empfehlungen
klein, schnell	▲	Nr. 5 Kal. phos. D 6	
	▲	Nr. 8 Natr. chlor. D 6	
	▲	Nr. 10 Natr. sulf. D 6	
langsam	▲	Nr. 5 Kal. phos. D 6	
	▲	Nr. 11 Silicea D 12	
Pulsieren im ganzen Körper		Nr. 8 Natr. chlor. D 6	
schwach	▲	Nr. 3 Ferr. phos. D 12	
	▲	Nr. 5 Kal. phos. D 6	
Quetschungen			
allgemein		Nr. 3 Ferr. phos. D 12	auch als Salbe
mit Eiterung	▲	Nr. 9 Natr. phos. D 6	
	▲	Nr. 11 Silicea D 12	
mit Schwellung		Nr. 4 Kal. chlor. D 6	auch als Salbe
bei Verhärtung		Nr. 1 Calc. fluor. D 12	auch als Salbe

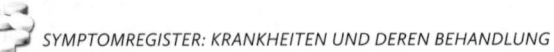

Krankheitsbild/ Symptome		Mineralsalze	Einnahme/ Empfehlungen
Rheumatismus			
beginnend		Nr. 3 Ferr. phos. D 12	
mit Gelenkknacken		Nr. 8 Natr. chlor. D 6	Salben- anwendungen
mit Lähmungs- gefühl		Nr. 5 Kal. phos. D 6	
zum Säureabbau	▲	Nr. 9 Natr. phos. D 6	morgens
	▲	Nr. 10 Natr. sulf. D 6	mittags
	▲	Nr. 11 Silicea D 6	abends; Potenz D 6!
mit starkem Schweiß	stdl. ▲	Nr. 2 Calc. phos. D 6	
	stdl. ▲	Nr. 8 Natr. chlor. D 6	
	stdl. ▲	Nr. 11 Silicea D 12	
Schmerz, abends verstärkt		Nr. 6 Kal. sulf. D 6	
Schmerzen, stechend		Nr. 7 Magn. phos. D 6	„Heiße 7"
Schmerzen, wandernd		Nr. 6 Kal. sulf. D 6	
		Nr. 7 Magn. phos. D 6	auch als Salbe
mit Schwellung		Nr. 4 Kal. chlor. D 6	

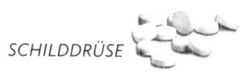

Krankheitsbild/ Symptome		Mineralsalze	Einnahme/ Empfehlungen
mit Taubheitsgefühl		Nr. 2 Calc. phos. D 6	auch als Salbe
Rückenschmerzen			
Erschlaffung der Bänder		Nr. 1 Calc. fluor. D 12	auch als Salbe
mit Fieber bis 38,5°C		Nr. 3 Ferr. phos. D 12	
lähmend	▲	Nr. 5 Kal. phos. D 6	
	▲	Nr. 8 Natr. chlor. D 6	
Muskelzerrung		Nr. 3 Ferr. phos. D 12	
rheumatisch		Nr. 6 Kal. sulf. D 6	
durch Über- säuerung	▲	Nr. 9 Natr. phos. D 6	morgens
	▲	Nr. 10 Natr. sulf. D 6	mittags
	▲	Nr. 11 Silicea D 6	abends; Potenz D 6!
Schilddrüse			
allgemein	▲	Nr. 5 Kal. phos. D 6	
	▲	Nr. 7 Magn. phos. D 6	Hauptmittel
	▲	Nr. 9 Natr. phos. D 6	

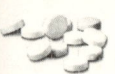

Krankheitsbild/ Symptome		Mineralsalze	Einnahme/ Empfehlungen
bei Morbus Hashimoto zur Unterstützung der ärztlichen Therapie		Nr. 11 Silicea	4 Wochen lang in D 6, danach in D 12
Funktionsstörung		Nr. 14 Kal. brom. D 6	
Überfunktion	▲	Nr. 7 Magn. phos. D 6	abends vor dem Schlafengehen als „Heiße 7"
	▲	Nr. 15 Kal. jod. D 12	Potenz D 12! Halsumfang alle 2 Wochen messen
	▲	Nr. 2 Calc. phos. D 6	
Unterfunktion		Nr. 7 Magn. phos. D 6	abends
	▲	Nr. 15 Kal. jod. D 4	Potenz D 4!
	▲	Nr. 24 Ars. jod. D 6	
Schlaflosigkeit			
allgemein		Nr. 2 Calc. phos. D 6	
		Nr. 7 Magn. phos. D 6	
durch gereizte Nerven	▲	Nr. 9 Natr. phos. D 6	
	▲	Nr. 11 Silicea D 12	

Krankheitsbild/ Symptome		Mineralsalze	Einnahme/ Empfehlungen
nervös	▲	Nr. 5 Kal. phos. D 6	
	▲	Nr. 7 Magn. phos. D 6	
bei schwächlichen Menschen	▲	Nr. 2 Calc. phos. D 6	
	▲	Nr. 8 Natr. chlor. D 6	bis 16 Uhr 2 x 2 Tab.
durch Über- säuerung	▲	Nr. 9 Natr. phos. D 6	morgens
	▲	Nr. 10 Natr. sulf. D 6	mittags
	▲	Nr. 11 Silicea D 6	abends; Potenz D6!
bei innerer Unruhe	▲	Nr. 7 Magn. phos. D 6	
	▲	Nr. 8 Natr. chlor. D 6	bis 16 Uhr 2 x 2 Tab.
durch chronische Verstopfung	▲	Nr. 3 Ferr. phos. D 12	
	▲	Nr. 10 Natr. sulf. D 6	
	▲	Nr. 11 Silicea D 12	bei Darmträgheit
Zerschlagenheit am Morgen	▲	Nr. 5 Kal. phos. D 6	
	▲	Nr. 11 Silicea D 12	

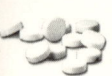

Krankheitsbild/ Symptome		Mineralsalze	Einnahme/ Empfehlungen
Schnupfen			
zum Abschwellen der Nasenmuschel		Nr. 10 Natr. sulf. D6 und Nr. 4 Kalium chlor. D6	auch als Salbe Nr. 4
beim ersten Anzeichen		Nr. 3 Ferr. phos. D12	alle 10 Minuten!
mit Trockenheit im Rachen, Niesen	▲	Nr. 3 Ferr. phos. D12	
	▲	Nr. 8 Natr. chlor. D6	
Geschmacks- und Geruchsverlust	▲	Nr. 6 Kal. sulf. D6	
	▲	Nr. 8 Natr. chlor. D6	
Stockschnupfen	▲	Nr. 4 Kal. chlor. D6	Absonderungen beachten; Haupt- mittel ist Nr. 4, Nr. 10 auch als Salbe
	▲	Nr. 10 Natr. sulf. D6	
	▲	Nr. 2 Calc. phos. D6	alternativ Nr. 2 und Nr. 9, Auswahl nach Schleimfarbe und Absonderungen
	▲	Nr. 9 Natr. phos. D6	
Schnupfen, trockener (Rhinitis sicca)	▲	Nr. 5 Kal. phos. D6	
	▲	Nr. 8 Kalium chlor. D6	Hauptmittel, auch als Salbe

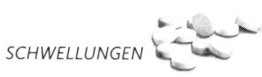

Krankheitsbild/ Symptome		Mineralsalze	Einnahme/ Empfehlungen
Schweiß/Schwitzen			
lange bestehende Schweißarmut		Nr. 5 Kal. phos. D 6	
zur Einleitung eines Schweißausbruches	▲	Nr. 3 Ferr. phos. D 12	
	▲	Nr. 5 Kal. phos. D 6	
übermäßige Absonderung von Schweiß	▲	Nr . 2 Calc. phos. D 6	zur Rückführung auf ein Normalmaß
	▲	Nr. 8 Natr. chlor. D 6	
	▲	Nr. 10 Natr. sulf. D 6	
zur Anregung bei fieberhaften Erkrankungen		Nr. 10 Natr. sulf. D 6	
Schwellungen			
allgemein		Nr. 4 Kal. chlor. D 6	Salbenverband
mit Eiter	▲	Nr. 9 Natr. phos. D 6	
	▲	Nr. 11 Silicea D 12	
hart		Nr. 1 Calc. fluor. D 12	Salbe
rheumatisch	▲	Nr. 8 Natr. chlor. D 6	
	▲	Nr. 9 Natr. phos. D 6	

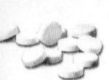

Krankheitsbild/ Symptome		Mineralsalze	Einnahme/ Empfehlungen
	▲	Nr. 11 Silicea D12	
mit Wasserinhalt	▲	Nr. 8 Natr. chlor. D6	
	▲	Nr. 10 Natr. sulf. D6	
Schwindel			
allgemein		Nr. 1 Calc. fluor. D12	
		Nr. 3 Ferr. phos. D12	
		Nr. 4 Kal. chlor. D6	
beim Aufstehen		Nr. 5 Kal. phos. D6	
beim Bücken		Nr. 11 Silicea D12	
Drehschwindel		Nr. 5 Kal. phos. D6	
mit Schwäche		Nr. 11 Silicea D12	
bei Schwäche- zuständen	▲	Nr. 5 Kal. phos. D6	
	▲	Nr. 7 Magn. phos. D6	
	▲	Nr. 8 Natr. chlor. D6	

Krankheitsbild/ Symptome		Mineralsalze	Einnahme/ Empfehlungen
Sehnenscheidenentzündung			
	▲	Nr. 3 Ferr. phos. D 12	Hauptmittel, sehr häufige Gabe, auch als Salbe
	▲	Nr. 4 Kal. chlor. D 6	
	▲	Nr. 11 Silicea D 12	
bei Verhärtungen		Nr. 1 Calc. fluor. D 12	auch als Salbe
Sodbrennen			*Ernährung beachten!*
allgemein	▲	Nr. 8 Natr. chlor. D 6	
	▲	Nr. 9 Natr. phos. D 6	Hauptmittel, häufige Gabe
	▲	Nr. 10 Natr. sulf. D 6	
Aufstoßen unverdauter Speisen		Nr. 3 Ferr. phos. D 12	
mit bitterem Geschmack		Nr. 10 Natr. sulf. D 6	
mit Magenkrämpfen		Nr. 7 Magn. phos. D 6	als „Heiße 7"
Sonnenbrand/Sonnenstich			
zur Vorbeugung		Nr. 3 Ferr. phos. D 12	auch als Salbe
eingetreten	▲	Nr. 3 Ferr. phos. D 12	im Wechsel alle 10 Minuten; Salbe Nr. 3 häufig auftragen

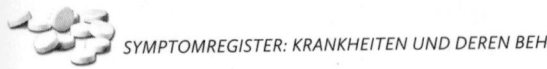
Krankheitsbild/ Symptome		Mineralsalze	Einnahme/ Empfehlungen
	▲	Nr. 8 Natr. chlor. D 6	
mit Fieber		Nr. 3 Ferr. phos. D 12	
Sonnenallergie			
		Nr. 3 Ferr. phos. D 12	Hauptmittel, häufige Gabe
	▲	Nr. 8 Natr. chlor. D 6	Tag A: Nr. 8 und Nr. 6 im stdl. Wechsel, Tag B: Nr. 8 und Nr. 10 im stdl. Wechsel usw.
	tgl. ▲	Nr. 6 Kal. sulf. D 6	
	tgl. ▲	Nr. 10 Natr. sulf. D 6	
Stimme			
rau und heiser		Nr. 2 Calc. phos. D 6	
Stimmverlust		Nr. 5 Kal. phos. D 6	
Stoffwechselstörung			
allgemein		Nr. 3 Ferr. phos. D 12	je nach Mittelwahl als alleiniges Mittel oder im täglichen bzw. wöchentlichen Wechsel
		Nr. 6 Kal. sulf. D 6	
		Nr. 10 Natr. sulf. D 6	
		Nr. 12 Calc. sulf. D 6	
Fettstoffwechsel-störung		Nr. 9 Natr. phos. D 6	

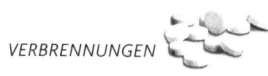

Krankheitsbild/ Symptome		Mineralsalze	Einnahme/ Empfehlungen
Übelkeit			
allgemein		Nr. 3 Ferr. phos. D 12	
		Nr. 5 Kal. phos. D 6	
bei weißgrauem Zungenbelag und nach dem Essen		Nr. 4 Kal. chlor. D 6	
bei gelblichem Zungenbelag		Nr. 6 Kal. sulf. D 6	
morgens		Nr. 8 Natr. chlor. D 6	
Übersäuerung			
	▲	Nr. 8 Natr. chlor. D 6	vor- und nachmittags
	▲	Nr. 9 Natr. phos. D 6	morgens bis 11 Uhr
	▲	Nr. 10 Natr. sulf. D 6	gegen 14 Uhr
	▲	Nr. 11 Silicea D 6	abends; Potenz D 6!
Verbrennungen			
ohne Blasenbildung		Nr. 3 Ferr. phos. D 12	auch als Salbe
1. und 2. Grades (mit Blasenbildung)	▲	Nr. 3 Ferr. phos. D 12	
	▲	Nr. 8 Natr. chlor. D 6	

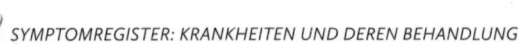

Krankheitsbild/ Symptome		Mineralsalze	Einnahme/ Empfehlungen
3. Grades		Nr. 5 Kal. phos. D6	Arzt konsultieren!
bei Eiterbildung	▲	Nr. 9 Natr. phos. D6	
	▲	Nr. 11 Silicea D12	
Verrenkung			
allgemein	▲	Nr. 1 Calc. fluor. D12	auch als Salbe
	▲	Nr. 3 Ferr. phos. D12	Hauptmittel
bei Schwellung	▲	Nr. 4 Kal. chlor. D6	
	▲	Nr. 11 Silicea D12	
Verstopfung (Obstipation)			
Hauptmittel		Nr. 3 Ferr. phos. D12	
Anregung der Peristaltik	▲	Nr. 2 Calc. phos. D6	
	▲	Nr. 11 Silicea D12	
bei Kindern, krampfartig		Nr. 7 Magn. phos. D6	Bauchmassage mit Salbe Nr. 7
Völlegefühl, Druck		Nr. 6 Kal. sulf. D6	
Warzen			
allgemein	▲	Nr. 1 Calc. fluor. D12	morgens, auch als Salbe

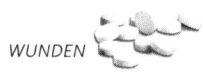

Krankheitsbild/ Symptome			Mineralsalze	Einnahme/ Empfehlungen
	▲		Nr. 4 Kal. chlor. D 6	vor- und nachmittags
	▲		Nr. 11 Silicea D 12	abends, auch als Salbe
Wechseljahresbeschwerden				
allgemein	▲		Nr. 1 Calc. fluor. D 12	
	▲		Nr. 7 Magn. phos. D 6	Hauptmittel, mindestens 4 x pro Woche als „Heiße 7"
Hitzewallungen	▲		Nr. 3 Ferr. phos. D 12	
	▲		Nr. 7 Magn. phos. D 6	als „Heiße 7"
Wetterfühligkeit				
			Nr. 10 Natr. sulf. D 6	Hauptmittel, als „Heiße 10"
		oder	Nr. 2 Calc. phos. D 6	als „Heiße 2"
		oder	Nr. 7 Magn. phos. D 6	als „Heiße 7"
Wunden				
allgemein			Nr. 3 Ferr. phos. D 12	häufige Gabe
Gefahr der Blutvergiftung			Nr. 5 Kal. phos. D 6	häufige Gabe – Arzt konsultieren!
eiternd	▲		Nr. 9 Natr. phos. D 6	Arzt konsultieren!

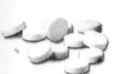

Krankheitsbild/ Symptome		Mineralsalze	Einnahme/ Empfehlungen
	▲	Nr. 11 Silicea D 12	
Förderung der Hautbildung	tgl. ▲	Nr. 2 Calc. phos. D 6	
	tgl. ▲	Nr. 5 Kal. phos. D 6	
	▲	Nr. 8 Natr. chlor. D 6	
schlecht heilend	▲	Nr. 9 Natr. phos. D 6	mehrmals täglich
	▲	Nr. 12 Calc. sulf. D 6	mehrmals täglich
bei Narbenverhärtung		Nr. 1 Calc. fluor. D 12	auch als Salbe
mit Schwellung		Nr. 4 Kal. chlor. D 6	auch als Salbe
Verjauchung, brandig		Nr. 5 Kal. phos. D 6	
wildes Fleisch (Fleischwärzchen)		Nr. 4 Kal. chlor. D 6	
Wundfieber		Nr. 5 Kal. phos. D 6	Arzt konsultieren!
Zahnfleisch			
Zahnfleischbluten, auch mit Mundgeruch		Nr. 5 Kal. phos. D 6	
Zahnfleischentzündung	stdl. ▲	Nr. 4 Kal. chlor. D 6	
	stdl. ▲	Nr. 5 Kal. phos. D 6	

Krankheitsbild/ Symptome		Mineralsalze	Einnahme/ Empfehlungen
Zahnfleisch- schwund	▲	Nr. 1 Calc. fluor. D 12	morgens
	▲	Nr. 5 Kal. phos. D 6	vormittags
Zahnschmerzen			
allgemein		Nr. 1 Calc. fluor. D 12	
		Nr. 7 Magn. phos. D 6	„Heiße 7"
bei Berührung		Nr. 1 Calc. fluor. D 12	
einseitig		Nr. 8 Natr. chlor. D 6	
mit Mundgeruch		Nr. 5 Kal. phos. D 6	
mit Pausen		Nr. 7 Magn. phos. D 6	
stärker abends		Nr. 6 Kal. sulf. D 6	
stärker durch Wärme		Nr. 3 Ferr. phos. D 12	
die Stelle wechselnd		Nr. 7 Magn. phos. D 6	
nach Zahnziehen	stdl. ▲	Nr. 3 Ferr. phos. D 12	
	stdl. ▲	Nr. 7 Magn. phos. D 6	
	stdl. ▲	Nr. 8 Natr. chlor. D 6	

Zur Autorin

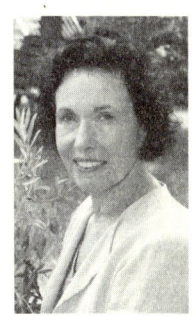

Angelika Gräfin Wolffskeel von Reichenberg, renommierte Heilpraktikerin und
Leiterin einer Heilpraktikerschule, wurde deutschlandweit als charismatische
und umfassend heilkundlich gebildete
Referentin und Buchautorin bekannt. Sie ist Vizepräsiden-
tin des Biochemischen Bundes Deutschland (BBD) e. V. und
Lehrbeauftragte des Freien Verbands Deutscher Heilpraktiker
(FVDH) e. V. für Biochemie nach Dr. Schüßler.

Ihr umfangreicher Bestseller „Die 12 Salze des Lebens"
(Erstauflage 2005) gehört zu den bestrezensierten und erfolg-
reichsten Schüßler-Salze-Ratgebern im deutschsprachigen
Raum; seit 2009 sind auch eine gleichnamige Film-DVD und ein
Hörbuch erhältlich. Weitere Veröffentlichungen sind die Buch-
Ratgeber „Schüßler-Salze für Ihr Kind", „Schüßler-Salze für Kin-
derwunsch, Schwangerschaft und Geburt" und „Deine Nahrung
sei dein Heilmittel", allesamt erschienen im Mankau Verlag.

Mehr zur Autorin:
www.graefin-wolffskeel.de

Haben Sie Fragen an den Mankau Verlag?
Anregungen zum Buch?
Erfahrungen, die Sie mit anderen teilen möchten?

Besuchen Sie unsere sozialen Netzwerke:
www.mankau-verlag.de/forum

Weitere Veröffentlichungen der Autorin

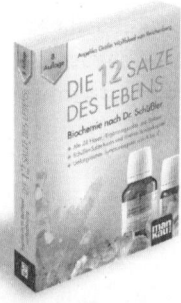

Die 12 Salze des Lebens

Biochemie nach Dr. Schüßler
Ein Ratgeber für Erwachsene und Kinder
18,– € (D) | 18,50 € (A)
ISBN 978-3-86374-267-6

Das bekannte Standardwerk bietet grundlegendes Wissen zu den 12 Schüßler-Salzen und den Ergänzungssalzen, Heilung nach Krankheitsbildern, Schwangerschaft, Kinderheilkunde, Entwicklung und Pubertät, Wechseljahre, Entzündungen, Fibromyalgie-Syndrom, Nervensalze, Osteoporose, Kuren u.v.m. Mit 120-seitigem Symptomregister!

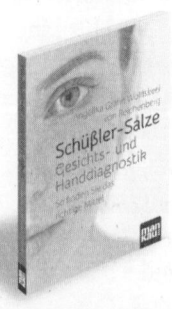

Schüßler-Salze – Gesichts- und Handdiagnostik

So finden Sie das richtige Mittel
19,80 € (D) | 20,40 € (A
ISBN 978-3-86374-455-7

Durch die genaue Beobachtung von Zeichen und Linien auf den Händen und im Gesicht lässt sich feststellen, ob ein Mineralstoffmangel in den Zellen oder Disharmonien an den Organen vorliegen. Die entsprechenden Schüßler-Salze sowie die richtige Ernährung greifen korrigierend ein und weisen den Weg zur angemessenen (Eigen-)Behandlung.

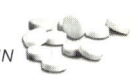

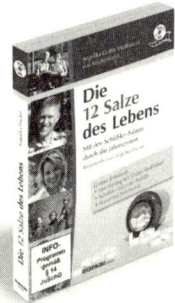

Die 12 Salze des Lebens (Video-DVD)

*Mit den Schüßler-Salzen durch die Jahreszeiten
Ratgeber- und Lehrfilm von Angelika Hacker/
Scala Z Media*

*UVP 20,00 €
ISBN 978-3-938396-37-7*

Der informative und anschauliche Ratgeber- und Lehrfilm erklärt in Beispielen die Schüßler-Salze und ihre Anwendungsmöglichkeiten.

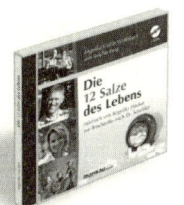

Die 12 Salze des Lebens (Audio-CD)

*Hörbuch von Angelika Hacker/Scala Z Media
zur Biochemie nach Dr. Schüßler*

*UVP 15,00 €
ISBN 978-3-938396-38-4*

Das Hörbuch stellt die Schüßler-Salze, ihre Anwendungsmöglichkeiten sowie ausgewählte Schüßler-Kuren vor und gibt konkrete Behandlungsempfehlungen zu wichtigen akuten und chronischen Krankheiten.

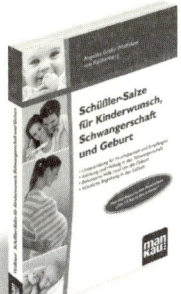

Schüßler-Salze für Kinderwunsch, Schwangerschaft und Geburt

Unterstützung für Fruchtbarkeit und Empfängnis – Stärkung und Heilung in der Schwangerschaft – Behutsame Hilfe rund um die Geburt – Nützliche Begleitung in der Stillzeit

*12,95 € (D) | 13,40 € (A)
ISBN 978-3-86374-011-5*

Sanfte Hilfe ohne Nebenwirkungen: vom effektiven Einsatz der Schüßler-Salze in der Kinderwunsch-Phase bis zur Behandlung von Fruchtbarkeitsstörungen, von

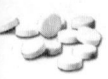

der Linderung möglicher Beschwerden während der Schwangerschaft bis zur Abwendung drohender Gefahren, von der konkreten Unterstützung durch die biochemischen Mineralsalze vor, während und nach der Geburt bis zur Stillzeit.

Schüßler-Salze für Ihr Kind

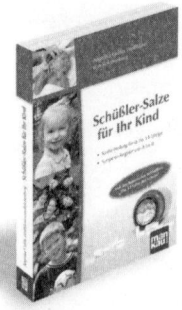

- Sanfte Heilung für 0- bis 14-Jährige
- Symptom-Register von A bis Z

12,95 € (D) | 13,40 € (A)
ISBN 978-3-938396-24-7

Angelika Gräfin Wolffskeel gibt Müttern und Vätern einen Ratgeber an die Hand, der aus dem Praxisalltag und vielen Fragen besorgter Eltern entstanden ist. Er beinhaltet wertvolles Wissen über die 12 Schüßler-Salze, die Ergänzungssalze und die Schüßler-Salben. Ein umfangreiches Kinderkrankheiten- und Symptom-Register von A bis Z – von Akne über Appetitlosigkeit, Husten und Windpocken bis zu Zahnungsproblemen – gibt konkrete Einnahmeempfehlungen bei zahlreichen Beschwerden.

Deine Nahrung sei dein Heilmittel

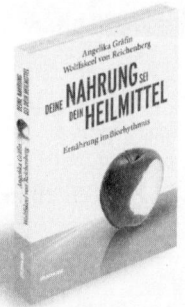

Ernährung im Biorhythmus

12,95 € (D) | 13,40 € (A)
ISBN 978-3-938396-03-2

Der bewährte Ernährungsratgeber bietet fundiertes Wissen rund um eine ausgewogene und ganzheitliche Ernährung: mit Organuhr, konkreten Ernährungstipps, Rezepten, Fastenkur sowie eigenen Kapiteln zu Säure-Basen-Haushalt, Allergien, Diabetes und Rheuma.

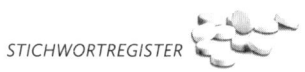

Stichwortregister

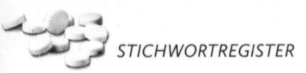

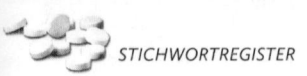

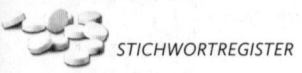

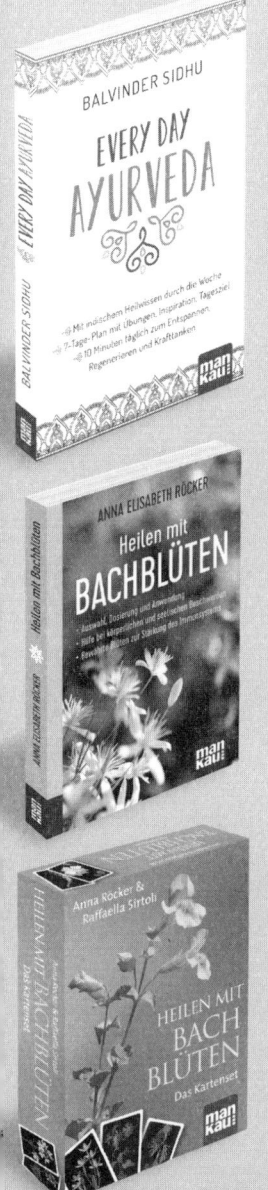

Balvinder Sidhu

EVERY DAY AYURVEDA

Mit indischem Heilwissen durch die Woche – 7-Tage-Plan mit Übungen, Inspiration, Tagesziel – 10 Minuten täglich zum Entspannen, Regenerieren und Krafttanken

16,95 € (D) | 17,50 € (A)
ISBN 978-3-86374-750-3

Gehören Sie auch zu den Menschen, deren Alltag von Stress geprägt ist? Sie würden gerne täglich mehr für sich, Ihre Gesundheit und Ihr Glück tun? Sie wissen aber nicht genau, was und wie? Ayurveda-Expertin Balvinder Sidhu nimmt Sie an die Hand und begleitet Sie mit Inspirationsfragen, Mantras, Meditationen und Tipps perfekt durch die Woche.

Anna Elisabeth Röcker

HEILEN MIT BACHBLÜTEN

Alle Bachblüten von A bis Z – Auswahl, Dosierung und Wirkung Blütengruppen und Krankheitsbilder

12,– € (D) | 12,40 € (A)
ISBN 978-3-86374-661-2

Vor fast einem Jahrhundert entdeckte der Mediziner und Homöopath Dr. Edward Bach die heilsame Wirkung der nach ihm benannten Bachblüten. Für alle Lebenslagen gibt es die passende Blüte mit ihren heilsamen Wirkstoffen. Dieses Buch schenkt Ihnen Hilfe zur Selbsthilfe! Ein kompakter Ratgeber, der alles bietet: Hintergrundwissen, praktische Tipps und geistige Anregung.

Anna Elisabeth Röcker & Raffaella Sirtoli

HEILEN MIT BACHBLÜTEN

Das Kartenset

17,90 € (D) | 18,40 € (A)
ISBN 978-3-86374-099-3

Die Besonderheit dieses Bachblüten-Kartensets besteht in der außergewöhnlichen fotografischen Darstellung jeder Blüte. Dabei will die Künstlerin Raffaella Sirtoli mit der speziellen Darstellung der Blüte vor dem schwarzen Hintergrund das Lichtwesen, das Edward Bach in jeder Pflanze sah, deutlich machen. Auf der Rückseite jeder Karte finden Sie praktische Hinweise; zudem übermittelt die Therapeutin und Autorin Anna Röcker eine Botschaft des Pflanzenwesens, die sie aufgrund ihrer langjährigen tiefen Verbundenheit mit den Blütenessenzen intuitiv erfahren hat.

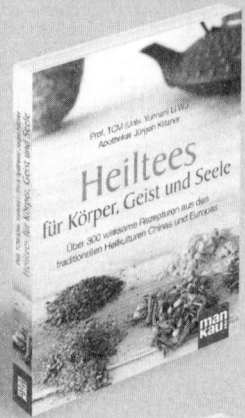

Prof. TCM (Univ. Yunnan) Li Wu und Apotheker Jürgen Klitzner

HEILTEES FÜR KÖRPER, GEIST UND SEELE

Über 300 wirksame Rezepturen aus den
traditionellen Heilkulturen Chinas und Europas

22,– € (D) | 22,70 € (A)
ISBN 978-3-86374-746-6

*„Kräutertee ist eines der ältesten Heilmittel. Die Autoren –
der eine Arzt für traditionelle chinesische Medizin, der andere
Apotheker – führen östliches und westliches Wissen zusammen
und listen jeweils ein Rezept für Alltagsbeschwerden auf.
bella-Fazit: Zum Nachschlagen, Entdecken, Vergleichen – ein
rundum gelungener Ratgeber.“* bella

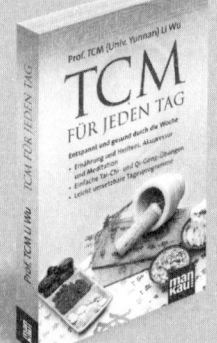

Prof. TCM (Univ. Yunnan) Li Wu

TCM FÜR JEDEN TAG

Entspannt und gesund durch die Woche

9,95 € (D) | 10,30 € (A)
ISBN 978-3-86374-100-6

Nach einer Einführung in die Grundlagen der TCM widmen sich
einzelne Tagesprogramme für alle sieben Wochentage jeweils
einem Bereich des Körpers. Sie geben konkrete Anleitungen,
diesem mit den verschiedenen TCM-Heilverfahren gezielt etwas
Gutes zu tun und zu einem besseren Allgemeinbefinden zu gelangen. Ein wirkungsvolles und leicht umsetzbares Heil- und Entspan-
nungsprogramm, das auch Vielbeschäftigte mit täglich nur fünf
bis zehn Minuten in ihren hektischen Alltag integrieren können.

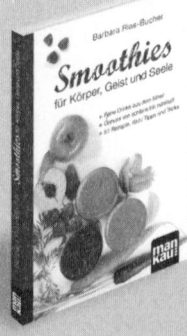

Barbara Rias-Bucher

SMOOTHIES FÜR KÖRPER, GEIST UND SEELE

Feine Drinks aus dem Mixer – Genuss von schlank bis nahrhaft
51 Rezepte, dazu Tipps und Tricks

7,95 € (D) | 8,20 € (A)
ISBN 978-3-86374-164-8

Smoothies sind leckere und gesunde Getränke aus frischen,
knackigen Zutaten. Einfach in den Mixer geben oder mit dem
Pürierstab zerkleinern, liebevoll dekorieren: FERTIG!
Sie liefern unter anderem auch verdauungsfreundliche Ballast-
stoffe, die bei normalen Säften auf der Strecke bleiben. Kombiniert
mit Joghurt, Milch oder Tee und aufgepeppt mit Schokolade
oder Keksen, schmeicheln sie dem Gaumen, spenden Kraft
für den ganzen Tag und harmonisieren durch vielerlei Bioaktiv-
stoffe den gesamten Organismus.

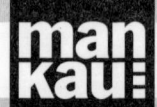